周允娴：简易艾灸祛百病

中国中医科学院针灸研究所主任医师　著名中西医结合专家　周允娴 ◎ 主编

 化学工业出版社

·北京·

《周允娴：简易艾灸祛百病》前面四章都是对艾灸的一些相关叙述，全面分析了艾灸的相关知识，如施灸所用到的材料、艾灸的养生原理、艾灸的技巧以及与穴位之间的联系。在后面的九个章节中，则综合了各种常见病症，根据不同的病症，归纳出了主要的艾灸穴位以及相应的艾灸方法，并配有真实直观的图片，让读者一看就懂、一学就会。

图书在版编目（CIP）数据

周允娴：简易艾灸祛百病 / 周允娴主编 . -- 北京：
化学工业出版社，2015.10
ISBN 978-7-122-24578-6

Ⅰ.①周… Ⅱ.①周… Ⅲ.①艾灸 Ⅳ.①R245.81

中国版本图书馆CIP数据核字（2015）第154895号

责任编辑：杨燕玲　　　　　　　　文字编辑：王新辉
责任校对：边　涛　　　　　　　　装帧设计：史利平

出版发行：化学工业出版社（北京市东城区青年湖南街 13 号　邮政编码 100011）
印　　装：北京瑞禾彩色印刷有限公司
880mm×1230mm　1/24　印张 9¼　字数 275 千字　2016 年 1 月北京第 1 版第 1 次印刷

购书咨询：010-64518888（传真：010-64519686）
售后服务：010-64518899
网　　址：http://www.cip.com.cn
凡购买本书，如有缺损质量问题，本社销售中心负责调换。

定　　价：36.00 元

编写人员名单

主　　编　周允娴
副 主 编　仇铁群
编写成员　周允娴　仇铁群　单雪影　付春琳　李彩燕
　　　　　李来阳　尹　浩　滕　芳　陈守卫　李春丽
　　　　　陶胜杰　张刘君　黄　卓　王行宇　杨　雪
　　　　　李桂霞　赵园园　戴立志　袁英兰

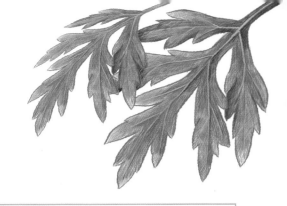

说起艾灸，我们应该并不陌生，早在我国古代，艾灸就被广泛地应用于治病和防病之中。灸疗，就是运用艾绒或其他药物放置在人体相应的腧穴或疼痛处，进行烧灼、温熨，以达治疗、保健的目的。这种方法，既可以治疗身体的各种不适，又可以养生保健，是养生之道中安全、绿色的疗法。

《黄帝内经》中就有提到"针所不为，灸之所宜"，而《医学入门》中也提到："药之不及，针之不到，必须灸之。"由此可见灸法早就深受人们的重视，并且由于其安全性较高，所以一直流传很广。

艾灸是以艾叶为原材料，通过对身体局部的温热刺激，从而达到通经活络、行气活血、祛湿散寒、消肿散结、回阳救逆的防病保健作用。其适用范围广，安全性高，无论是妇女儿童，还是其他各种人群，都是不错的选择。艾灸操作方法简便可行，只要通过简单的学习，就可以掌握其方法。

艾灸保健中最重要的就是根据不同的病症，找准穴位，进行相应的灸疗，这样才能使艾灸发挥最大的效用。此外，在艾灸之前，当然还需要了解一些相应的禁忌，千万不可随便尝试。并且无论对自己还是他人施灸时，一定要做到全神贯注，一丝不苟，以免使身体受到不必要的伤害。

在本书中，前面四章是对艾灸基础知识的叙述，全面介绍了艾灸的相关知识，相信在阅读之后，你会对艾灸有个大致的了解，也会被神秘的艾灸疗法所吸引。在后面的章节中，根据不同的病症，归纳出了各种常见病症主要的艾灸穴位以及相应的艾灸方法。

书中根据相应的施灸方法，配有相应的图片，更加清晰地呈现出了艾灸疗法的实际操作方法。在生活压力越来越大的今天，我们应该学会自我养生，剔除亚健康状态，远离疾病。为了自己还有家人的健康，就让我们一起学习绿色的艾灸疗法吧！同时，也希望广大的读者朋友，能指出书中存在的不足，提出宝贵意见。

前言

FOREWORD

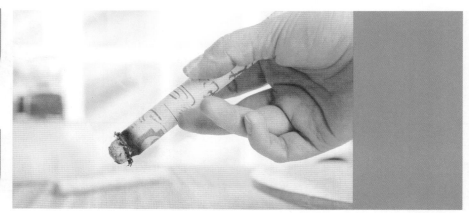

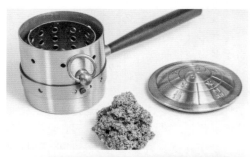

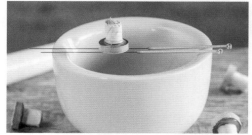

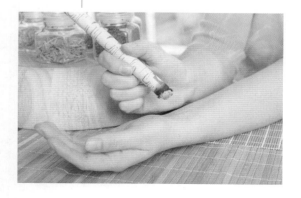

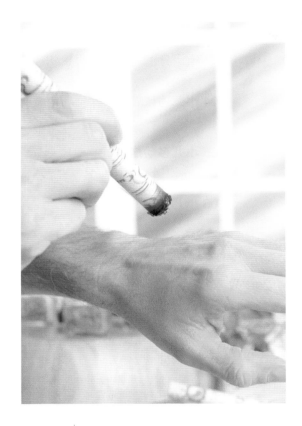

第 一 章

施灸材料的
基本知识

艾灸是一种神奇的治病保健方法，在学习艾灸之初最先应该了解的就是施灸所需的一些基本材料以及基础知识，如艾灸用到的艾草到底是一种什么药材、艾叶应如何采集、艾灸用的艾炷和艾条是如何制作的、艾灸过程中还可以借助哪些器具，以及购买艾条时该如何辨别好坏等。

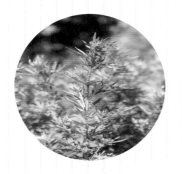
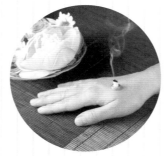
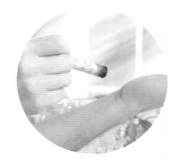

教你认识神奇的艾草

艾草是一种多年生草本植物，在我国广泛应用于药用领域。艾草在我国的分布范围较广，其生长适应能力强，生长范围广，一般情况下生长于向阳且排水顺畅的地方，在湿润肥沃的土壤环境中长势较好。

据《本草纲目》记载：艾以叶入药，性温，味苦，无毒，纯阳之性，通十二经，具回阳、理气血、逐湿寒、止血安胎等功效，亦常用于针灸。艾草与针灸有着很大的联系，一般用于针灸术的"灸"。针灸从字面上就可以了解到，其分为"针"和"灸"，所谓的"针"，就是用针刺穴位，而"灸"是熏、烫穴位。虽然人体的穴位在受热后都会受到一定的刺激作用，但是并不是随意的纸或草在点燃之后会起到"灸"的作用。艾草是艾灸的必备之物。

艾草的作用十分广泛，具有较高的医用价值。全草可以有效治疗一些妇科疾病，比如月经不调、痛经、流产、子宫出血等疾病，同时，也可治疗风湿性关节炎、头风等各种病痛。因其可灸百病的作用，所以成为中医中最常用的药物之一。除此之外，经实践证明，艾叶还具有抗菌、平喘、镇咳、祛痰、止血、镇静、抗过敏、护肝利胆等作用。

艾草因其具有神奇的功效，又被称为"医草"。《本草从新》说："艾叶苦辛，生温，熟热，纯阳之性，能回垂绝之阳，通十二经，走三阴，理气血，逐寒湿，暖子宫……以之灸火，能透诸经而除百病。"由此可以看出用艾叶作为施灸的材料，有通经活络、祛除阴寒、消肿散结、回阳救逆等作用。艾草的神奇，一直到现在民间还有"家有三年艾，郎中不用来"的说法。由此可以看出，在我国传统医学上艾草具有重要的地位。

艾叶的采集与艾条的制作

想要利用艾灸治疗疾病，首先需要进行一系列的准备工作。艾叶是必须具备的艾灸材料，因而做好艾叶的采集工作，是艾灸的首要任务。只有正确地采集到优质的艾叶，才能将艾灸的疗效发挥到极致。

关于艾叶的采集，其最佳采摘时间在每年端午前后，这个时期是艾草生长最旺盛的时期。在采摘这几天，可将艾草压倒，等到采摘时要采摘那些已经站立起来的艾叶，这样的艾叶在使用时效果才会更好。在采集时，应选用野生向阳处的艾叶，经风干后在室内放置1年再使用，这样的艾叶称为陈年熟艾。在制作艾条时，首先需要利用陈年熟艾制作艾绒。取陈年熟艾并去掉粗梗、灰尘以及一些杂质，再进行碾轧过筛，然后去掉一些尖屑，最后再取出白纤丝再行碾轧，就可以得到细绒。如没有陈年熟艾，那么取当年的新艾叶，将其充分晒干，再经过多次碾轧，最终将其捣烂为洁净柔软的艾绒。

艾绒质量的优劣直接会影响到艾灸的效果。一般情况下，干燥柔软并且无杂质的艾绒比较优质，施灸的效果也比较好。相比较而言，那些潮湿发硬并且有杂质的艾绒，在施灸时，容易灼伤皮肤，起不到良好的效果。

艾灸时常用的主要是艾炷和艾条。艾炷的制作方法很简单，将适量艾绒捏成规格大小不一的圆锥形艾团。艾炷分为大、中、小三种规格，一般情况下，临床常用的是中艾。根据施灸的方法不一，艾炷的使用规格也不同。通常用于直接灸时，艾炷要小；而用于间接灸时，艾炷可大些。所谓的艾条，就是将优质艾绒用棉纸包裹为圆柱状长条。可以根据需要，在艾条中加入相应的药物，这样的艾条被称为药物艾条。药物艾条可以进一步增加艾条的疗效。

在间隔灸时，需要制作不同的间隔物。在施灸之前，就需要将姜片、蒜片、蒜泥等之类的间隔物备好。在制作时，将鲜姜、蒜洗净之后切成薄片，并在其中间用细针刺成均匀的筛孔状，以方便施灸时导热通气。像蒜泥、葱泥之类的泥状物，应该先将原物洗净并捣烂成泥。药片就应该先选出药物充分捣碎碾轧成粉末后，再用黄酒、姜汁或蜂蜜等充分调和，这也需要在中间刺出筛孔后再使用。

艾灸时可借助哪些器具

在进行艾灸治疗时，通常会用到一些专门用于施灸的器具，临床常用的有温灸筒、温灸盒、温灸棒等。

温灸筒是一种筒状金属灸具，较常用的是平面式和圆锥式两种。其中平面式适用于较大

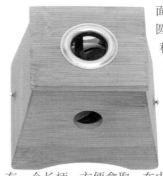

面积的施灸治疗，圆锥式适用于小面积的点灸治疗。在其底部有数十个均匀的小孔，同时筒壁上也有多个圆孔；在上部有可以随时取下的筒盖。在筒壁上装有一个长柄，方便拿取。在内部还有一个小筒，用来装置艾绒和药物。在施灸时，先将艾绒放到内筒中，然后点燃艾绒，并将顶盖盖上。这时，就可以在皮肤上放上几层布料，进行施灸了。

温灸盒是利用艾绒燃烧而产生艾火，具有穿透力和辐射作用，以此对身体穴位进行温热刺激。温灸盒是一种盒形木质灸具，有单孔和多孔之分。在盒底部装有防止艾火脱落而损伤皮肤的防护网。温灸盒有大、中、小三个规格，在施灸时，将其放在穴位上，把艾条插入温灸盒内点燃，一般需要温灸 15 ~ 30 分钟。

温灸棒是一种新型的温灸器，它是用金属等材质特制成的一种圆筒形灸具，筒底尖而平。在筒内还套有小筒，小筒的四壁上有孔。温灸棒内增设有药物瓷碗，方便于施治相应的药物。另外，还可根据病情需要，额外添加姜、蒜等。温灸棒还设有聚气防灼罩，可使药物气体在病患处及穴位上聚集停留，从而提高疗效，还可以起到防止灼伤皮肤的作用。

可以根据艾灸器具的不同特征，选用最适宜的辅助器具，以使其达到最佳效果。在使用时，都要注意控制好这些器具，以免烫伤皮肤，造成身体上不必要的损伤。

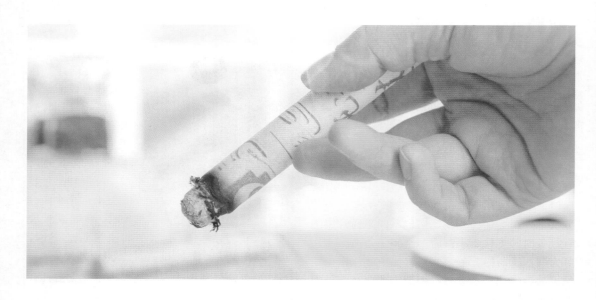

买艾条时如何辨别好坏

在购买艾条时，一定要注意辨别艾条的好坏。艾条的好坏会直接影响到施灸的效果。劣质的艾条不但会使施灸时达不到治疗疾病的作用，甚至会损伤我们的身体。

艾条的好坏主要由其自身制作材料决定。其中最主要的是艾绒，艾绒不能含有粉尘、枝梗等杂物。一旦艾绒之中含有枝梗便会出现爆燃，将会灼伤肌肤，损伤身体。艾条的包装纸应该是比较优质的细棉纸或桑皮纸。而粘贴棉纸的胶必须采用食用糯糊，不得是工业胶水。假如是非棉纸和使用工业胶制成的艾条，在燃烧时会产生刺鼻的气味。

从颜色上辨别。等级在 30:1 以上的艾条，颜色应该是金黄色的。而一般的纯艾条，如标有 5:1、8:1、15:1 等，这样的艾条是比较普通的家用保健品，颜色应该是黄中略带点绿。这里所指的等级比例是指艾叶的提取纯度，30:1 就是 30 千克艾叶提取 1 千克艾绒，等级越高表明艾绒纯度越高，杂质也就越少。假如买到的是 15:1 以下的颜色偏黄的普通艾条，那么这样的艾条一定有问题，就算是 30:1 以上的艾条黄色也不应该过深，因为艾绒应该是金黄色的。除此之外，艾绒的黄色之中还会带有略微的灰白或者淡白色，颜色过于鲜艳，同样不正常。

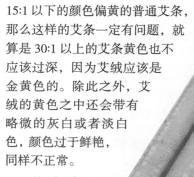

从味道上辨别。一般 2 年以下或者是现摘的艾

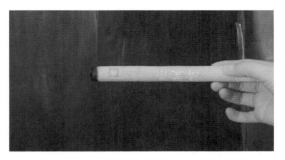

草，是日常中较常见的种类，味道会比较浓，3 年以上的是陈年熟艾，相对来说味道偏淡。黄金艾条比普通的纯艾条味道淡些，陈艾气味温和芬芳，而当年艾会有较强的青草味。

另外，也可以在艾条燃烧时进行观察。假如艾绒比较多，那么燃烧的时间将会长些，假如购买的艾条燃烧时间较短，那么这个艾条可能有假。在燃烧的时候，艾烟淡白且不浓烈，气味香但不刺鼻，烧完后灰烬为灰白色的艾条质量比较好，而灰烬为灰黑色的质量差。艾条在燃烧时，能够产生烟雾的效果比较好，那种无烟的艾条，都是经过碳化的，效果不好。

我们还可以从价格上来分辨。在国内，艾叶成本本来没有多大差别，在价格上也应该相差不了多少。那些价格过于便宜、颜色又偏黄的艾条，往往是有问题的。

我们在购买时，一定要着重从色、味、质这几个方面对艾条质量进行仔细辨别，不可马虎。

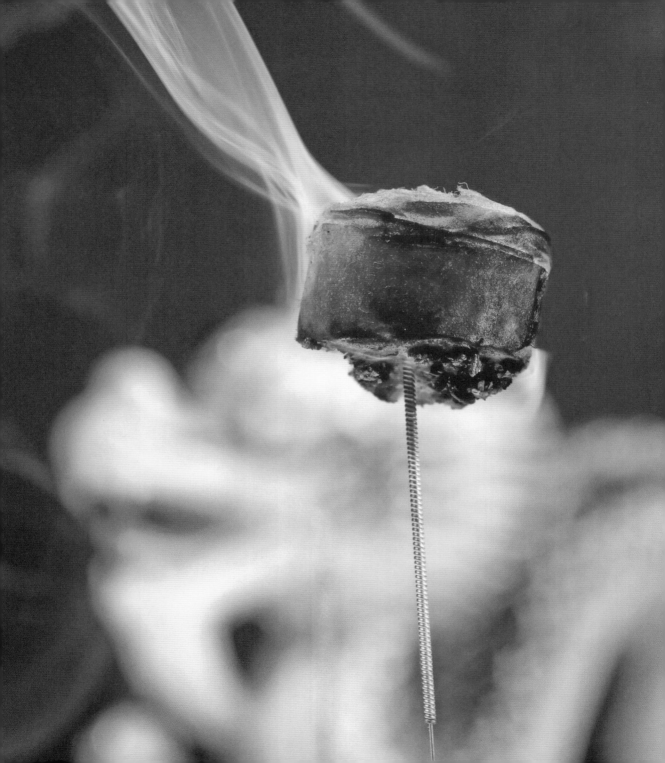

第二章

艾灸养生
小常识

对身体的不同部位进行艾灸是为了防病治病、美容养生。那么，艾灸到底都有哪些神奇的功效呢？是不是所有的人都适合用艾灸进行治病养生呢？艾灸时又有哪些事情是需要注意的？又有哪些禁忌呢？

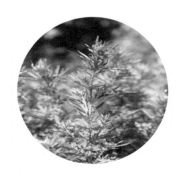
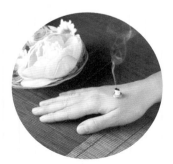
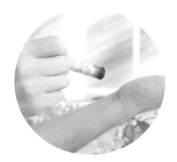

艾灸治病养生的三大原理

艾灸具有防病治病、养生延年益寿之功效，是一种简单易行并且切实有效的治疗方法。艾灸是使用易燃的艾绒或一些药物在人体身体疼痛部位或者穴位处进行烧灼、温熨。经过一定的灸火作用，通过经络的传导，从而起到协调阴阳、调和气血、温通经络、扶正祛邪的作用，最终达到防病治病、美容养生的目的。

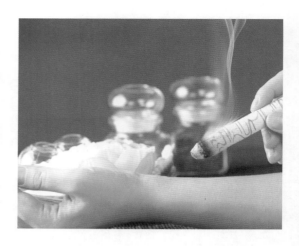

（1）艾灸疗法是在人体的特定部位通过艾火刺激，从而达到治病防病的目的。在进行艾灸治疗时，施灸点皮肤外温度可高达130℃左右，皮肤内温度最高在56℃左右。艾灸刺激会涉及皮肤的浅层及深层，在这种温热刺激作用下，使局部皮肤充血，毛细血管扩张，从而增强局部的血液循环与淋巴循环，以有效缓解和消除平滑肌痉挛；可以提高局部皮肤的组织代谢能力，从而促进血肿、瘢痕、水肿、粘连、炎症、渗出物等病理产物的消散、吸收。同时还可以增强汗腺分泌能力，有利于代谢产物的排泄；还可以使大脑皮质抑制扩散，从而降低神经系统的兴奋性，具有一定的镇静与镇痛作用；此外，艾灸的这种温热作用还能促进药物的吸收。另外，艾灸还具有近红外辐射作用。人体作为一个红外辐射源，同时也是一个红外吸收体。艾灸的近红外辐射作用于人体穴位时，具有较高的穿透能力，可以有效地调控机体的免疫能力，使人体恢复到正常。

（2）经络学说是灸疗学的理论基础。人作为一个整体，各部分功能都是互相协调的，主要是通过机体的自控调节系统来实现的。其中皮部起着接收器和效应器的作用，经络起着传递信息和联络的作用，头脑可对身体所接收的信息进行综合处理分析，是中枢神经系统的重要组成部分，也就是所谓的皮部经络系统。

经络是一个多层次、多功能形态的调控系统。所以利用艾灸疗法在穴位上施灸时，艾火的温热刺激作用就会发挥得淋漓尽致，这时机体功能会产生相互激发、相互协同的效果，从而导致生理上的放大效应。

（3）艾灸疗法可以调节人体的免疫功能，具有双向调节特征。这是因为在穴位上施灸时，不仅仅刺激了穴位本身，还激发了经气、调动了经脉的功能，更好地发挥气血和阴阳的整体调节作用。除此之外，还可以激活皮肤中的某些神经末梢酶类物质参与机体的免疫调节，从而对疾病的治疗有着良好的调节作用。

从上述的原理中，我们可以了解到艾灸的作用原理，就是将燃烧产生的热量传递到人体的经络系统，充分调动人体的免疫功能，最终作用于人体上的各个病变部位。这种多元化的状态调整，在相互协同相互激发的作用下，在治疗上产生疗效倍增的效果。

艾灸的六大功效是什么

中医艾灸疗法可以治疗较常见的一些病痛，也可起到防病保健的作用。艾灸具有神奇的六大功效：通经活络、行气活血、祛湿散寒、调节阴阳、回阳救逆、防病保健。

1. 通经活络

中医认为，经络是运行气血、联系脏腑和身体各部分的重要通道，是人体功能的调控系统。因而经络通畅，则利于气血运行。一些寒湿邪气往往导致经络闭阻，从而诱发疾病。艾灸可通十二经，入三阴，温热机体穴位及其经脉，从而活络血气，治疗寒凝血滞、经络痹阻等引起的各种疾病。

2. 行气活血

中医认为，气、血是人体的基本物质，气、血的调养对女性来说尤为重要。只有在气血充足的条件下，人才可以保持正常的生命活动。艾灸具有调理气血的作用，不但可以疏理气机，还可升提中气，从而达到养生保健的目的。

3. 祛湿散寒

中医认为，血见热则行，见寒则凝，因而侵犯身体的寒气将会阻碍气血的运行，从而引发一系列疾病。艾灸可以通过对经脉进行温热刺激，从而起到温经通络、散寒除痹的作用，以利气血顺畅运行。

4. 调节阴阳

中医认为，人体阴阳平衡，表示身体健康，而阴阳失衡会引发人体各种疾病。通过艾灸疗法，可以达到调节阴阳、补益身体的作用，最终使其恢复平衡，改善身体健康状况。

5. 回阳救逆

中医认为，阳气虚弱不固，轻者下陷，重

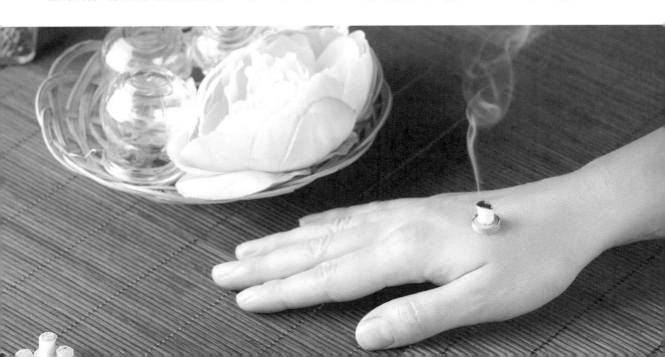

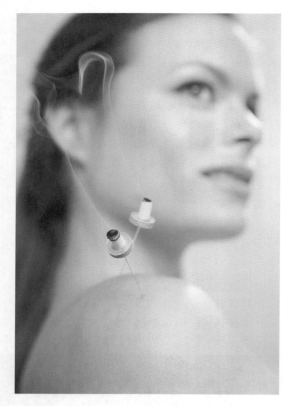

者虚脱。正所谓"药之不及，针之不到，必须灸之"。古书有载："气阴两脱急取神阙、关元艾灸以回阳救逆。"艾灸有回阳救逆的作用。艾叶性属纯阳，火本属阳，两阳相合，可益气温阳，升阳举陷，扶阳固脱。

6. 防病保健

医学证明，艾灸法可增强白细胞的吞噬能力，可加速机体中某些抗体的产生，从而提高机体的免疫力。同时艾灸法还能有效改善人体各个系统的功能，提高人体的抗病能力，从而有效预防和治疗疾病。

正是艾灸的这种调和气血、驱寒扶正的作用，使其可以有效地达到防病治病、保健养生的目的。

艾灸究竟适合哪些人

现代人由于生活压力大，大都处于亚健康状态。而艾灸作为养生防病的新潮流，其简单易行又疗效显著，越来越受人们的喜爱。艾灸的适用范围比较广泛，不过根据艾灸的疗效与特点，也并不是所有人都适用。哪些人群适合用艾灸治疗呢？下面用一个表格作了具体的介绍。

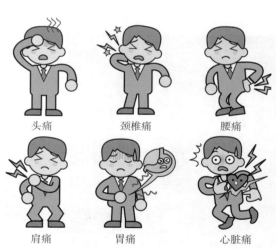

头痛　　　颈椎痛　　　腰痛

肩痛　　　胃痛　　　心脏痛

艾灸适用人群		
适用群体	反应症状	艾灸疗效
亚健康、神经衰弱、内分泌紊乱及更年期综合征	心烦意乱、失眠、头痛、易疲劳、注意力不集中	可以通过有效提高气血循环，疏通经络，驱寒祛湿，从而增强新陈代谢，调节内分泌失调现象
寒证人群	风湿、类风湿、产后风、颈肩腰腿痛、腰椎间盘突出、颈椎病、肩周炎	这都是由于寒邪入侵所致，艾灸效果比较显著。一般多次调理后可排出寒气，从而气血顺畅，恢复身体健康
慢性炎症的男性	酒精肝、脂肪肝、疝气、小便不利、前列腺炎	艾灸疗法具有抗菌及抗病毒作用；平喘止咳及化痰作用；止血及抗凝血作用；镇静及抗过敏、护肝利胆作用等
女性	阴道炎、宫颈炎、盆腔炎等妇科炎症及生殖器疱疹；月经不调、子宫肌瘤、卵巢囊肿、不孕症；女性宫寒阴冷、闭经痛经等血瘀寒证；黄褐斑、老年斑等各种皮肤斑点	艾灸可补充阳气，将寒气排出体外，尤其适合调理一些亚健康状态的女性疾病。同时还可充分调理虚胖、面色枯黄、皮肤松弛等问题。对美白、瘦身减肥有着显著的作用
中老年三高群体	高血压、高血脂、高血糖	艾灸具有双向调节作用，既可降低血压，又可使低血压患者升高血压
儿童	易感冒、厌食、多动症、脾胃虚寒	通过艾灸疗法，可有效缓解儿童的各类病症，同时还有利于儿童生长发育，增智长高，预防近视眼
手脚麻木、手脚冰冷、气血不通的人群	手足怕冷、肢体易麻木	艾灸可以疏通经络、行气活血、祛湿散寒
肠胃不适人群	胃肠功能紊乱、胃寒、胃痛、胃酸、胃胀、胃下垂、便秘、腹泻	艾灸足三里穴可以有效缓解胃痉挛，调节胃蠕动状况，使胃蠕动强者减弱，使胃蠕动弱者增强，使胃不蠕动者开始蠕动。通常只要是以胃脘疼痛为主的患者，用艾灸，均可立即止痛

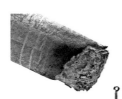

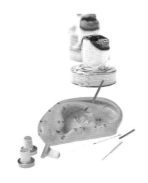

艾灸的这些禁忌不能犯

艾灸效果好，而且操作起来简单易行，也比较经济实用。一般情况下按照正常步骤操作，不会产生毒副作用。不过，艾灸和其他所有疗法一样，在使用时也是有一定禁忌的。并不是每个部位，也不是每个人都可以通过艾灸进行治疗。

（1）由于在施灸过程中，是以火熏灸，在

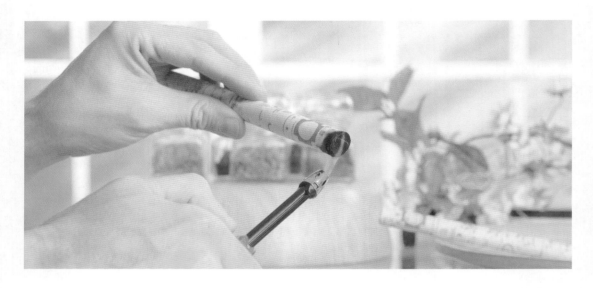

不留神的情况下，可能会烫伤皮肤。所以一般暴露在外的身体部位，不要直接进行施灸，以防止造成瘢痕，从而影响外在形象的美观。另外，眼球属面部，也不要施灸。

（2）对于一些皮薄、肌少、筋肉结聚处的身体部位，还有妊娠期妇女的腰骶部、下腹部，男女乳头、阴部等部位均不可灸。另外，关节部位不要直接进行施灸。除此之外，大血管处、心脏部位也不能进行艾灸。

（3）一些特殊的状况，比如极度疲劳、过饥、过饱、醉酒、大汗淋漓、受到惊吓、恐慌、情绪不稳等均不可使用艾灸。另外，妇女经期应该忌灸，皮肤过敏者也不宜施灸。

（4）传染病、昏迷、高热、痉挛期间，或机体极度衰竭、形瘦骨立等情况下忌灸。

（5）一些没有自制能力的人，如精神病患者等忌灸。

在施灸之前一定要注意自己没有触及到这些禁忌，做好防范，以免使艾灸不但起不到应有的效果，反而对我们的身体造成不必要的伤害。

艾灸时需知的注意事项

艾灸虽然方法简单，没有什么毒副作用，但在使用的时候也必须谨慎。因为艾灸的特点以及使用原理，需要把握好使用尺度，如找准穴位、注意施灸顺序等。

1. 集中注意力，耐心坚持

在施灸的时候要集中注意力，以免艾条移动，不在准确的穴位上，从而导致灼伤皮肉。假如想让艾灸达到养生保健的目的，那么就需要长期坚持，只是偶尔施灸效果不太明显。

2. 注意体位，找准穴位

根据艾灸需要选择合适的体位，还要注意

体位舒适、自然。要根据疾病找准穴位，以保证艾灸的效果。

3. 在施灸时要注意时间

患有失眠的人要在临睡前进行施灸。不要在饭前空腹时进行施灸，也不要在饭后立即施灸。

4. 讲究施灸顺序

如果灸的穴位多且分散，那么施灸时要讲究穴位顺序，对于其顺序，在古代就有着必要的说明。如《备急千金要方》中说："凡灸当先阳后阴，先上后下。"《黄帝明堂灸经》也指出："先灸上，后灸下；先灸少，后灸多。"这就说明艾灸的一般顺序是：先灸背部，再灸胸腹部；先灸上部，再灸下部；先灸头部，再灸四肢。

5. 逐渐加量

通常首次艾灸时应该先少量、小剂量使用。可用小艾炷，或缩短时间或减少壮数。之后再逐渐增大剂量。切记不可一开始就大剂量进行。

6. 严防感染

在施灸过程中，可能因施灸不当或局部烫伤，从而产生灸疮。这时一定要注意不要把疮弄破，以防止感染。假如已经破溃感染，那么一定要及时治疗。

7. 注意温度

由于艾灸时，是用艾火进行熏灸，温度比较高，并且我们的衣物质地比较柔软，因而很容易被火点燃。因此，在施灸时一定要注意防止艾火落下，尤其是在使用艾炷灸时，要时刻注意防止艾炷翻滚脱落。在使用艾条灸之后，应将艾条燃烧的一头放入瓶内，以便于熄灭。

8. 做好保暖以及防暑

在施灸时，一些部位需要直接暴露在空气中，所以，冬季要注意保暖，夏季要注意防暑，同时还要讲究室温的调节，并及时通风。

9. 要防止晕灸现象

这种现象一般不太常见，但是一旦出现晕

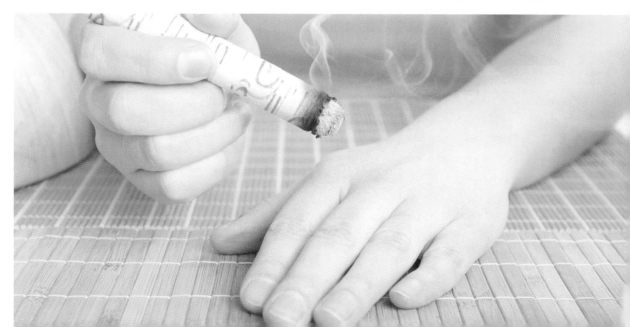

灸，就会有眼花、头晕、恶心、面色苍白、出汗等症状，严重时还会晕倒。出现晕灸后，要立刻停止施灸，并安静地躺下。这样的情况下还可灸足三里，温和灸10分钟左右。

10. 要注意施灸温度的调节

对于一些皮肤感觉较迟钝的人和小孩，在施灸时，可以将食指和中指放在施灸部位的两侧，以便时刻感知施灸部位的温度。这样在不会烫伤皮肤的情况下，还能达到良好的治疗效果。

11. 施灸后勿与冷水接触

在艾灸后半小时内注意不要用冷水洗手或洗澡。艾灸后可以适当提高温开水的饮用量，这将有助于体内毒素的排出，但是要注意绝对不能喝冷水。

由此可见，艾灸时讲究也是非常多的，不管怎样，最终都是让艾灸对我们的身体达到最大的效用。因此，我们要综合艾灸的注意事项，充分合理地使用艾灸。

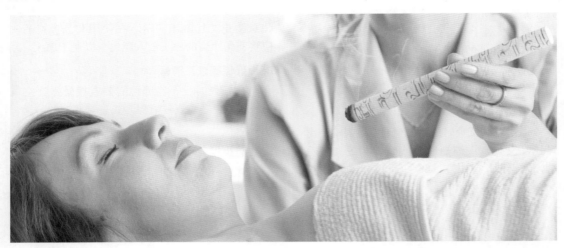

艾灸时的反应及处理

对于艾灸疗法，每个人的适应能力不一样，有的人可能会感觉良好，不会有什么副作用，但是有的人就反应比较明显。关于艾灸引起的反应，一定要认真进行鉴别。假如了解到这些反应完全是艾灸治疗过程中产生的，没有外界因素的影响，那么就可以将其认定为正常的排病反应。每种排病反应都是体内疾患减轻的表现。

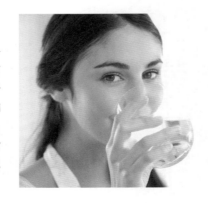

艾灸时的反应及处理

反应类型	原因	处理
疾病加重的反应	这属于正邪交锋的正常排病现象，由于疾病在体内积存已久，所以邪气在受到艾灸疗法的激发时，便会顽强抵抗正气。这时由于体内正气不足，而邪气相对旺盛，从而出现各种不适反应	当通过逐步的艾灸治疗，体内将积存足够的正气，从而将病邪逐渐赶出体外
失眠	艾灸治疗后出现失眠现象，这也是一种正常的反应，还会感到疲乏无力，或嗜睡。通过逐步艾灸后，假如睡眠少，但是精力逐渐充沛，那么就不要因为失眠而烦恼，因为这属于正常的反应期	在施灸后，尽量采取忍耐的态度，不要食用安眠药。只要渡过这段反应期之后，将会恢复正常睡眠，同时神经系统功能也会得到进一步的提高
走窜现象	艾灸中脘时，可能会引发肝区不适，或胃脘部不适的反应，那么这很可能表明肝或胃存在某些疾病。这时艾灸可以自行调理这些疾患部位，这是艾灸的通窜功能。其实我们的身体都会进行相应的自我调整，而身体中"阴阳"的升降也有特定的规律，元气逐渐充足了，"阴阳"就会按照自身的规律进行相应的调整	体内阴阳协调之后，就不用我们自己用各种方法进行人为调整了。因此艾灸将恢复体内正气，同时调和体内阴阳，是一种行之有效的方法
上火现象	艾灸后很可能会出现口干舌燥的反应，这也是艾灸的一种反应，这是因为体内阴阳正在进行调整，是由于阳不胜阴而引起的。还会感觉喉咙异常干痛，这是寒邪逐渐外发时的必然症状	这时尽量多喝白开水，不到万不得已不要服用消炎止痛药或激素类药物。这些药物很可能会使病邪难以排出，很可能会失去一些良好的排病机会
类似过敏的现象	很多人使用艾灸后身上出现红疹，那么这时很可能是出现过敏症状了，其实，这往往是阳气驱赶寒邪的一种表现，也是病邪被驱逐出体表的反应	这时应该继续施灸，如果此时停灸，那么病邪还会继续深入到体内，有可能会侵蚀到脏腑
似抑郁症的现象	艾灸后很多人可能会出现各种精神反应，比如可能会出现委屈易哭、烦躁压抑的情绪反应	这时尽可能找人倾诉，还可以到无人的地方大哭，一定要注意发泄出来，不要闷在心里，以免增加新的疾患

因此，我们对艾灸产生的各种反应，通常情况下，应该采取忍耐和任其自然的态度，尽量不要通过药物控制这些身体反应，以免降低治疗效果或出现其他不良反应。不过，假如实在痛苦难忍，或高热持续3天以上不见消退，则可以通过拔罐、刮痧、刺血、温灸盒灸等方式进行缓解。这些方法可给病邪以出路，是因势利导的方法。假如出现剧烈腹泻、高热大汗等症状，应多喝些糖盐水，如不可饮用可以输液。不管怎样，在对待各种排病反应时，应平静、乐观，以顺其自然的态度等待疾患的去除。

在艾灸期间，一定要注意饮食，不吃刺激性强的食物，尽量清淡饮食，同时也不要过饥或过饱。另外，保持轻松愉悦的心情很重要，多出去散心，多与人交谈些轻松的话题。艾灸配合适当的锻炼，便可达到超预期的疗效。

怎样从灸感判断病证痊愈程度

灸感是指被施灸者自我感知的一种气的变化，这种变化根据体质的不同，表现为冷、热、酸、麻、胀、痛、风、寒、凉、痒十种灸感。通过不同阶段施灸表现出来的不同程度，可以将灸感分为艾火循经、正邪相搏、邪气外出三大类。

第一类是艾火循经。这是施灸时出现的初步阶段的动态灸感，也是通过艾火的自动循环作用，促使气血升温、循环运行的良性反应。由于火属于动性，具有走窜功能，所以艾火所表现出的温热灸感也是动态的、多样性的，具有透热、传热、扩热三种形态。这三种温热形态的灸感，使身体可以达到温暖舒适、病感减轻的效果。

第二类是正邪相搏。这时身体会出现麻、胀、酸、沉、痛的感觉，这也就是施灸时第二阶段出现的静态灸感。这个阶段是体内正气与邪气争锋的正常反应。当艾火循经出现温热灸感时，将会激发体内的气血运行，这时就会由于正邪斗争，而导致麻、胀、酸、沉、痛的静态灸感。这种灸感是体内正气逐步生成，并且同邪气相斗争的开始。

第三类邪气外出。这是施灸的第三阶段，风、凉、寒就是这个时期出现的动态灸感，是体内正气强，将邪气排出体外的良性反应。经过艾火持续不断的熏灼，从而加速血液循环而增强正气，并将体内的病邪之气排泄出去。这个过程中相应的部位会有一些寒凉的风气逐步排出，这就表明体内的正气开始将邪气排出体外。

灸感与患病时间长短及轻重有一定的关系，一般病情比较轻、患病时间较短的人灸感就会

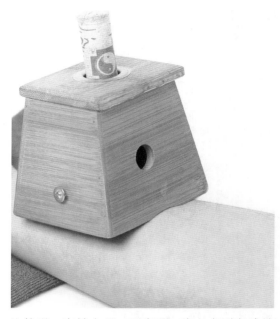

比较强，容易出现；而病重、病久者则灸感就会比较迟钝。有的人在接触艾灸后一段时间内没有产生感觉，这与人的经络敏感度以及体质有关。艾灸本来就是一项长期性的治疗方法，需要通过较长时间的使用才可明显改善体质，在这个过程中，就算不出现灸感，也会在一定程度上增强自身的免疫力，这种渐变式的影响将会让我们在不自觉中获得健康。

第三章

艾灸疗法的
技巧解析

利用艾灸进行治病养生时，不是简单随便地灸一灸就可以达到效果的。艾灸时，不同的穴位要采用不同的体位；不同的病症所采用的艾灸疗法也不同。不但如此，艾灸时的用量、施灸顺序也是极为讲究的。这些都是艾灸有效的技巧所在。这一章将为大家具体解析艾灸疗法的技巧。

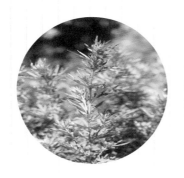
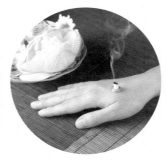
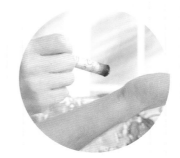

施灸时最常见的体位

艾灸时体位选择的恰当与否，与艾灸的治疗效果有着密切的关联。在施灸时，应该根据艾灸的部位选择适宜的体位。这时应该遵循的原则：一是可以充分暴露治疗部位；二是保证体位比较舒适；三是要尽量方便于施灸者的操作。艾灸时常用的体位主要有仰靠坐位、侧卧位、俯卧位和仰卧位。

1. 仰卧位

这一体位需要患者自然平躺下来，将双臂平放于体侧或弯曲搭在腹侧，两腿自然分开，膝下方可以垫上软枕，将被施灸的部位暴露出来。这种体位适用于头面、胸腹部，上肢内、外侧，下肢前面以及内、外侧部位的艾灸治疗。

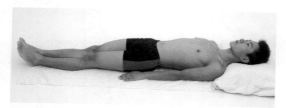

3. 俯卧位

这一体位要求患者自然俯卧，在胸前颏下垫软枕，当然不垫也无妨碍，在踝关节下也可垫软枕，并充分暴露施灸的部位。此体位比较适用于背部的艾灸治疗。

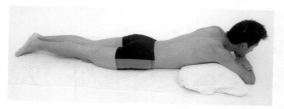

2. 侧卧位

这一体位要求被施灸者自然侧卧，双腿自然弯曲，前臂下方可垫软枕，也需要充分暴露施灸的身体部位。这种体位适用于枕部、后颈部、肩部、腰部、臀部、下肢后侧和足底部的艾灸治疗。

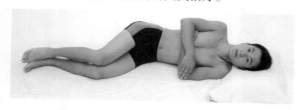

4. 仰靠坐位

这种体位也很容易理解，就是坐下来，在背后垫上一个软垫，头仰靠在上，充分暴露施灸部位即可。此体位适用于额面、前颈、肩臂、上胸部、大腿、膝关节以及足踝等部位的艾灸治疗。

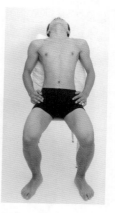

除此之外，四肢施灸时可根据艾灸取穴位置需求，选用仰掌式、屈肘式和屈膝式。一般情况下，这几种体位方式，足以应对大多数穴位的施灸。

艾灸最为常见的疗法

艾灸的疗法比较丰富，要根据身体需求来选择适合的疗法。其中比较常见的艾灸疗法主要有艾炷灸、艾条灸、温针灸、艾熏灸以及温灸器灸，在每种方法中又包含着很多不同的具体疗法。

1. 艾炷灸

所谓的艾炷灸，就是将圆锥形艾炷放在需要进行施灸的部位进行施灸，以预防和治疗疾病的方法。其中根据艾炷与身体部位之间是否有间隔物，又将其分为直接灸和间接灸。

直接灸：就是将大小合适的艾炷，直接放在皮肤上进行施灸。根据施灸时是否烧伤皮肤化脓以及是否残留瘢痕，又可分为瘢痕灸和无瘢痕灸。

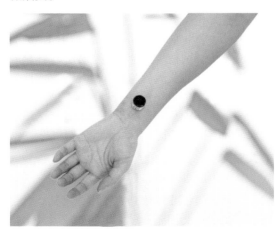

(1) 瘢痕灸　施灸前先在所灸皮肤部位涂抹少量蒜汁，以助于增强黏附及刺激作用，然后将艾炷置于其上，就可以将其点燃进行施灸。需要保证在每壮艾炷燃烧完之后，将灰烬残渣清理掉，然后再继续添加新的艾炷。在施灸时，为了尽可能减轻施灸灼烧皮肤的疼痛，可在施灸的皮肤周围轻轻拍打。一般情况下需要 1 周时间，施灸部位就可化脓形成灸疮，几周过后，灸疮便会结痂脱落并留下瘢痕。这种方法一般适于治疗一些顽固性慢性疾病，比如高血压病、哮喘、心脑血管疾病等。由于其痛苦比较大，其他疾病一般不会应用这种方法。

(2) 无瘢痕灸　这需要在施灸前在施灸部位涂抹少量凡士林，然后将艾炷置于其上进行点燃施灸，当艾炷燃烧所剩不多，皮肤有灼痛感时，可将艾炷用镊子夹取以更换新的艾炷，直到艾炷用完。这种方法不会灼伤皮肤，通常都是以皮肤泛红而无其他不良现象为度。灸后不化脓，亦不留瘢痕，故名称无瘢痕灸。这种方法适用范围较广，一般虚寒性疾患均可使用。

间接灸：就是在艾炷与皮肤之间间隔一些物品进行施灸，包括隔姜灸、隔蒜灸、隔盐灸、隔附子饼灸等。

(1) 隔姜灸　将新鲜生姜切成薄片，中间以针刺数孔，然后再将其置于施灸部位，最后再

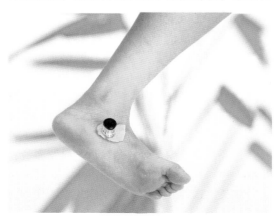

将艾炷放在姜片上，经点燃就可以进行施灸了。与直接灸一样，艾炷燃尽便可更换新的艾炷。在灸完后，以皮肤红润为度。主要适用于因寒冷而造成的呕吐、腹痛、腹泻以及风寒痹痛等各种疾病。

(2) 隔蒜灸　将鲜蒜切成薄片，中间用针状物刺多个小孔，然后放在患处，再把艾炷置于其上，点燃即可施灸。施灸过程与隔姜灸类似，也是等艾炷燃尽，再换新的艾炷，直至用完艾炷。主治瘰疬、肺结核等症。

(3) 隔盐灸　用食盐填平脐窝，还可在盐上放一薄姜片，再放上艾炷进行施灸。多用于治疗一些伤寒症和呕吐、腹泻等。

(4) 隔附子饼灸　将附子研成粉末状，用酒将其调匀，做成硬币大小的附子饼，中间刺数孔，然后放在患处或某个穴位上，再加上艾炷，即可施灸。这种方法多用于治疗阳痿、早泄或疮疡久溃不敛等症。

2. 艾条灸

艾条灸就是将艾条一端点燃，再放到施灸处进行灸疗的一种方法。艾条灸可分为温和灸、回旋灸、雀啄灸三种。

温和灸：就是在施灸时将艾条点燃放在施灸部位之上，在距皮肤 2 ~ 3 厘米的地方，进行熏烤。以施灸部位具有温热感而无灼痛为宜，一般灸 10 分钟左右即可。要时刻注意被施灸者的感知状况，并且根据其局部受热程度随时调节施灸的距离，以防止烫伤。

回旋灸：在施灸时，同样也是将艾条放在皮肤上边，其位置不固定，通过重复旋转艾条进行施灸。这种方法由于其不固定性，作用面积相对较大，可以对灸点部位周围的病痛也起到一定的缓解作用。

雀啄灸：在施灸时，将艾条一端点燃，在皮肤上方，像鸟雀啄食一样，通过上下距离不固定，进行一上一下地施灸。这种方法通过灸条的忽冷忽热，来增强对穴位及经络的刺激作用。这种方法比较适用于一些内脏疾病。

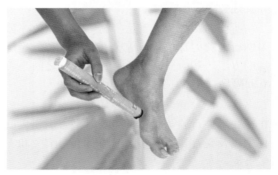

3. 温针灸

温针灸是将针刺与艾灸结合使用的一种方法，又称为针柄灸。这种方法需要先将针刺到穴位上，然后将艾绒均匀裹在针尾上，或取一段比较短的艾条插在针尾上。等到艾绒或者艾条烧完后，除去灰烬，取出针。这种方法适用于关节痹痛、气血不畅等症。

4. 艾熏灸

其中包括烟熏灸和蒸汽灸。

烟熏灸：将艾绒放到容器中，将其点燃，然后用生成的艾烟充分熏灸患病处或者某个特定的穴位。这种方法适于治疗风寒湿痹等症。

蒸汽灸：将艾绒或者艾叶用水煮沸，再利用其蒸汽来熏灸伤患穴位。这种方法用于治疗一些伤寒病。

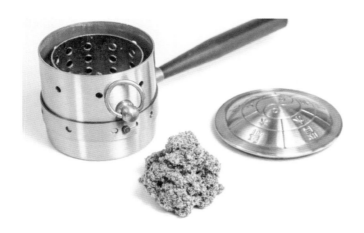

5. 温灸器灸

温灸器是用金属特制的一种圆筒形灸具，又称温筒灸。在施灸时，将艾绒放入温灸器的小筒内，将其点燃，用顶盖封好，便可放在施灸部位，进行熨灸。这种方法具有调理气血、温中散寒的功效。

6. 灯火灸

这种方法其实就是将灯心草蘸一些香油，并将其点燃，然后在小儿身上施灸。此疗法主要适用于小儿昏迷、惊风等急性病症。

综上可知，关于艾灸的疗法如此繁多，不要随意使用，应根据自身的状况选择最佳的施灸方法。

根据具体情况选择艾灸用量

艾灸的一个重要计量单位是"壮"，这在古代典籍中经常出现。在穴位上每点燃一个艾炷，进行一次艾灸疗法，这就被称为灸了一壮。艾灸的具体使用量主要是由个人体质以及病情来决定的。

施灸时，少的有1壮或者几壮的，而多的有数百壮甚至上千壮的。如果身体没有什么疾病，主要用来保健，那么灸1/4壮就足够了。一般用艾炷直接灸，这时以麦粒大小为宜，成年人，一般每穴为五壮、七壮、九壮，小儿灸三壮或五壮，每次取三穴、五穴、七穴为标准。可以根据情况适当增加或缩减艾炷的大小、穴位及壮数。对于体质弱的和处于久病、大病中的人，所使用的艾炷要小于普通的壮年人，使用的壮数也要相对较少；体质强和初病、小病的人，可使用较大的艾炷，壮数也可以相应多一些。在一些疾病治疗过程中，往往一个穴位就要灸五百壮，这可理解为多次积累而最终达到的数量，不过在一些特殊的情况下，连续灸几百壮，那么便是利用长时间施灸的刺激作用，进行病患治疗。这也需要因人而异，假如身体足以适应，那么对于一些急病，壮数也可以适当多一些，这将对治疗产生促进作用。

艾灸的用量与年龄也有一定的关系。

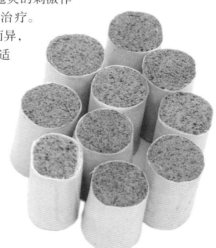

一般随着年龄的增长，比如到了 60 ~ 70 岁时，根据相应的身体情况也可以适当延长使用时间。如用于阑尾炎或疔痈等病症初发时，可在相应的穴位处，每次灸数百壮，每日灸 2 ~ 3 次，对于消散炎症颇有奇效。

在使用艾灸时，在保证火气足够的前提下，要根据各身体部位的特性选择不同的用量。头面部以及四肢皮肉较浅薄，施灸时使用的艾炷宜小，壮数宜少。当灸巨阙穴和鸠尾穴时，所用量不可超过五壮。对于背腰等皮肉深厚的地方，使用的艾炷宜大，壮数宜多，从而达到祛除疾病的效果。

由此看出，艾灸的用量必须根据不同的情况而定，体质不同、病患程度不同、穴位不同都会影响艾灸用量。因而，在施灸之前，要具体分析身体状况，从而使艾灸在保证不损害身体的情况下，发挥最大的效用。另外，还要注重艾灸的灵活性，不可生搬硬套，对于一些病症也不可同日而语，这也需要在实践中不断摸索。

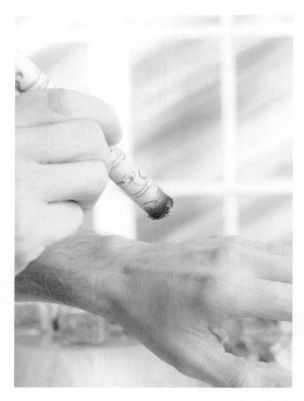

第 四 章

艾灸疗法与取穴

艾灸的治病养生作用都是通过经络穴位来实现的。不同的穴位治疗不同的疾病，不可以随便乱选、乱灸。因此，进行艾灸治疗时，必须以正确的手法，选取正确的穴位并正确进行施灸，方能起到有效的治疗作用。

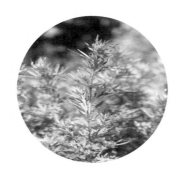
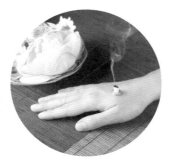
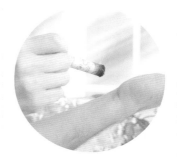

不可不知的艾灸取穴原则

取穴是艾灸的第一步。在施灸之前，必须选取合适的腧穴位置，才能保证艾灸起到相应的效果。其中取穴的基本原则是"循经取穴"，这是根据"经脉所通，主治所及"的原理而来的。在"循经取穴"原则的指导下，取穴原则又包括局部取穴、远部取穴和随症取穴。

1. 局部取穴

局部取穴是指在病痛的局部以及周围邻近的部位选取腧穴，这个原则是以对某一腧穴施灸可起到局部治疗作用为依据的。例如，眼病取睛明穴、球后穴、风池穴等，鼻病取迎香穴、巨髎穴，面瘫取颊车穴、地仓穴，胃痛取中脘穴、梁门穴等，这都属于局部取穴。另外，局部取穴还包括在体表可见的病损部位选取腧穴或者一些刺激点进行施灸。比如关节肿痛，可在局部范围内寻找压痛点施灸。这种取穴方法应用范围十分广泛，通常在体表部位反映较为明显和较为局限的病症，都可以根据这个原则进行取穴治疗。

2. 远部取穴

相对于局部取穴来说，远部取穴就是在距离病痛较远的部位选取腧穴，这是以腧穴的远治作用为依据的。远部取穴方法运用也非常广泛，通常选择肘膝以下的穴位进行治疗，在实际应用中，既可本经取穴，也可表里经取穴或同名经取穴。就以常见的咳嗽、咯血等肺系病证为例，既可本经取穴，选取手太阴肺经的尺泽穴、鱼际穴，也可同名经取穴，选择足太阴脾经的太白穴；而胃脘疼痛属于胃部病证，可选取足阳明胃经的足三里穴，同时可选足太阴脾经的公孙穴；急性腰扭伤取水沟穴，面部疾患选取合谷穴等，这都是远部取穴的具体应用。

3. 随症取穴

随症取穴又名对症取穴或辨证取穴，是指针对某些全身症状或疾病的病因病机而选取腧穴。这个原则与局部取穴和远部取穴不同，局部取穴和远部取穴以病痛部位为依据而选穴施治。但对于一些如发热、失眠、多梦、虚脱、盗汗、痉挛、昏迷等全身性病症，并不能完全概括。所以在这种情况下，应该具体依据病症的性质，进行分析，之后将病症归属到某一脏腑和经脉中，再依据随症取穴原则进行治疗。如虚脱者可急灸百会穴、气海穴、关元穴以温阳益气固脱；对癫狂者灸少商穴、隐白穴以醒脑开窍等。

灸法取穴的规则，可以单独实施，也可结合运用。在施用灸法选取腧穴时，要遵循这些原则，同时要结合病症情况，进行局部取穴或对症取穴。

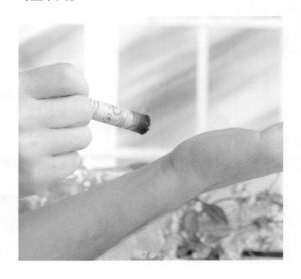

一看就懂的艾灸配穴方法

配穴是否恰到好处，可直接影响艾灸的治疗效果。医学家经过整理分析得出配穴方法，主要包括本经配穴、表里经配穴、上下配穴、前后配穴和左右配穴等。

1. 本经配穴法

某一脏腑、经脉发生病变且并未涉及其他脏腑时，可选取该病变经脉上的腧穴，配成处方进行治疗。比如肺病咳嗽，可近取中府穴，同时远取尺泽穴、太渊穴，这是本经配穴法的具体运用。

2. 表里经配穴法

这种配穴方法是以脏腑、经脉的阴阳表里配合关系作为配穴依据。即某一脏腑或者经脉患病，可以取其表里腧穴组成处方进行施治。

比如肝病患者可选足厥阴肝经的太冲穴配与其相表里的足少阳胆经的阳陵泉穴。

3. 上下配穴法

上下配穴法是指腰部以上或上肢腧穴与腰部以下或下肢腧穴进行配合应用的方法。上下配穴法的应用十分广泛，比如治疗胃病可取内关穴，治疗咽喉痛可取足三里穴，治疗牙痛取合谷穴，治疗脱肛取内庭穴等。另外还有八脉交会穴，如内关穴配公孙穴、列缺穴配照海穴、后溪穴配申脉穴、外关穴配足临泣穴等，都属于上下配穴法的具体应用。

4. 前后配穴法

其中前是指前胸，后指后背，这种方法就是选取前后部位腧穴进行配合应用，也叫腹背阴阳配穴法。这种方法对于治疗脏腑疾病均有效，比如胃痛，前取中脘穴、梁门穴，后取胃俞穴、

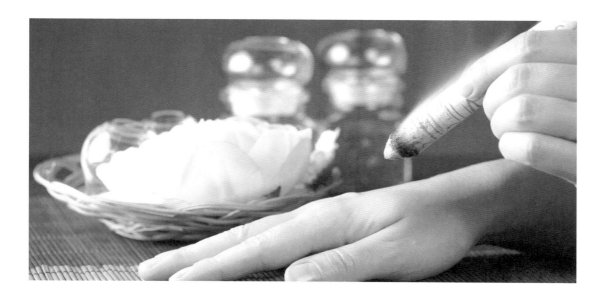

胃仓穴；哮喘前取天突穴、膻中穴，后取肺俞穴、定喘穴等。

5. 左右配穴法

左右配穴法是指选取肢体左右两侧腧穴配合应用的方法。这种方法在临床应用时，一般会同时取用左右穴位，以加强协同配合作用，如心病取双侧心俞穴、内关穴；胃病取双侧胃俞穴、足三里穴。不只是这样，左右不同名腧穴也可以同时并用，如左侧头部痛，那么就可以取左侧头维穴、曲鬓穴，配合右侧阳陵泉穴、侠溪穴等；左侧面瘫，可取左侧颊车穴、地仓穴，配合右侧合谷穴等。

在运用各种配穴方法进行治疗时，尽量处理好主次关系，讲究精准的原则。着重突出主要腧穴的作用，同时适当搭配次要腧穴，通过各种腧穴的共同作用，取得良好效果。

常用的艾灸取穴手法

艾灸取穴手法的掌握很关键，是施灸的一个重要步骤。取穴位的方法，一般可分为骨度分寸法、体表标志法、指寸法和经验取穴法等。

1. 骨度分寸法

古称"骨度法"，是以骨节为主要标志而测量全身各部位的大小以及长短，并依照其尺寸，按照一定比例进行折算，从而将折算结果作为定穴的标准。如腕横纹至肘横纹为 12 寸，也就是把这段长度分成 12 等份，取穴时就可以将其作为折算的标准。

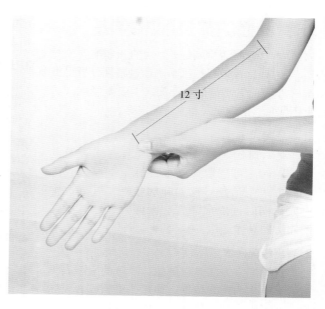

12 寸

2. 体表标志法

就是以机体表面某些标志如五官、毛发、指甲、关节、肌肉等活动时产生的孔隙或凹陷等作为依据，从而找到特定的穴位。这种方法可分固定标志和活动标志两类。

固定标志：是指利用身体上不会移动的标志作为取穴标准，比如五官、毛发、指甲、骨节凸起和凹陷等部位作为取穴标志。如两眉中间取印堂穴，腓骨小头前下缘取阳陵泉穴等。

活动标志：是指利用可活动的部位，如关节、肌肉、皮肤等随活动而出现的孔隙、凹陷等作为取穴标志。如将手肘弯曲于横纹头处取曲池穴，将拇指跷起取阳溪穴，取耳门穴、听宫穴、听会穴等应张口，取下关穴应当闭口等。

3. 指寸法

这是在骨度分寸法和体表标志法的基础上，

以人的手指作为测量标准来定穴位的一种方法。其中较常用的是中指同身寸法、拇指同身寸法和横指同身寸法。

中指同身寸法：以患者中指中节弯曲时内侧两端横纹处的距离定为1寸，主要适用于四肢部直寸取穴和背部横寸取穴。

拇指同身寸法：即将患者拇指指关节的横度作为1寸，适用于四肢部直寸取穴。

横指同身寸法：即将患者除拇指外的四指相并，以中指中节横纹为准，量取四指之横度作为3寸。

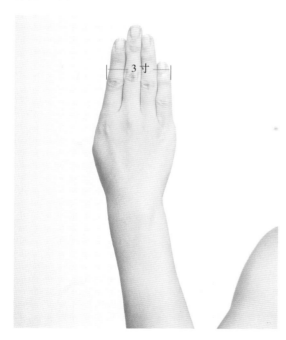

3寸

4. 经验取穴法

这是人们在实践中总结出来的经验，是一种简便易行的取穴手法。如直立垂手，中指指端位置即为风市穴；两手虎口自然平直交叉，在食指指端处则为列缺穴等。

在使用时，可以将这四种取穴方法相结合，从而得到更加精准的信息。同时，还要根据具体情况、不同部位进行适当选择。

艾灸时这些穴位不可灸

对于不可施灸的穴位，被称之为禁灸穴，又被称为"意外穴位"或"易发生意外穴位"，亦有称"危险穴位"。不管哪个名称，听来都具有一定的危险性。

我国医学古籍中首次明确提出禁灸穴的为《针灸甲乙经》，该书记载禁灸的穴位有24个：头维穴、承光穴、风府穴、脑户穴、哑门穴、下关穴、耳门穴、人迎穴、丝竹空穴、承泣穴、脊中穴、白环俞穴、乳中穴、石门穴、气冲穴、渊腋穴、经渠穴、鸠尾穴、阴市穴、阳关穴、天府穴、伏兔穴、地五会穴、瘈脉穴等。不过在古代有关

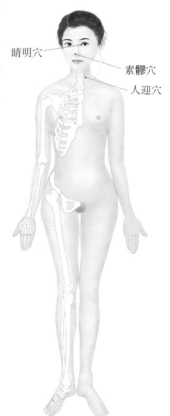

睛明穴

素髎穴

人迎穴

穴位禁灸，一些文献记载也各有出入。清代在禁灸穴歌中禁灸穴多达 45 个，分别为：哑门穴、风府穴、天柱穴、承光穴、头临泣穴、头维穴、丝竹空穴、攒竹穴、睛明穴、素髎穴、禾髎穴、迎香穴、颧髎穴、下关穴、人迎穴、天牖穴、天府穴、周荣穴、渊腋穴、乳中穴、鸠尾穴、腹哀穴、肩贞穴、阳池穴、中冲穴、少商穴、鱼际穴、经渠穴、地五会穴、阳关穴、脊中穴、隐白穴、漏谷穴、阴陵泉穴、条口穴、犊鼻穴、阴市穴、伏兔穴、髀关穴、申脉穴、委中穴、殷门穴、承扶穴、白环俞穴、心俞穴。在此之后，清代医学著作《针灸逢源》中又加入脑户穴、耳门穴。至此，禁灸穴总计为 47 穴。

通过观察可以得知，这些穴位均分布于头面部、重要脏器以及浅表大血管的附近，以及皮薄肌少筋肉结聚的部位。在使用艾炷对这些穴位进行直接灸时，往往会留下损伤痕迹，比如头面部留瘢痕影响美观，大血管浅表处瘢痕灸容易损伤到血管，造成危险等，这些会给皮肤带来创伤的疗法，在古代就被列为禁灸穴。这都是我国古人通过不断临床经验总结出来的，都是为了预防身体损害。

随着现代医学的进步，经过对人体构造的进一步了解，古人所说的禁灸穴大部分都可以通过艾条或者灸盒等进行温和施灸，这些方法将不会对机体造成损伤。所以现在的温和灸产生了很大的作用。现代中医认为，身体上的禁灸穴只有三个，即睛明穴、素髎穴、人迎穴。另外，妊娠妇女的小腹部、腰骶部、乳头、阴部等均不能施灸。

常用的艾灸穴位

手太阴肺经

手太阴肺经所属的穴位有中府穴、云门穴、天府穴、侠白穴、列缺穴、尺泽穴、太渊穴、孔最穴、经渠穴、鱼际穴、少商穴。该经起于中焦，向下联络大肠，再返回胃上口，穿过横膈，入属于肺脏。从肺系（肺与喉咙相联系的部位）向外横行至腋下，沿上臂内侧下行，行于手少阴经和手厥阴经前面，下至肘中后再沿前臂内侧桡骨尺侧缘下行，经寸口动脉搏动处至手掌大鱼际，沿大鱼际桡侧缘行至拇指末端。其支脉从腕后桡骨茎突上方分出，沿着食指桡侧至食指末端。

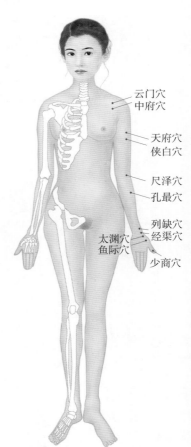

云门穴
中府穴
天府穴
侠白穴
尺泽穴
孔最穴
列缺穴
经渠穴
太渊穴
鱼际穴
少商穴

功效

通过艾灸治疗，可以有效缓解咳嗽、气喘、小便频数、胸闷、胸痛、锁骨上窝痛、心胸烦满、肩背胀痛、上肢麻木酸痛等。

手阳明大肠经

手阳明大肠经，简称为大肠经。其中包括商阳穴、曲池穴、手三里穴、手五里穴、上廉穴、下廉穴、温溜穴、偏历穴、阳溪穴、合谷穴、二间穴、三间穴、肘髎穴等 20 个穴位。该经起自食指内侧末端的商阳穴，沿食指桡侧向上，通过 1、2 掌骨之间（合谷两骨）向上行至两筋（拇长伸肌腱与拇短伸肌腱）之间的凹陷处，沿前臂外侧前缘至肘部外侧，再沿上臂外侧前缘上走至肩部，通过肩峰前缘向上循行至背部，与诸阳经交会于大椎穴，再向前下行入缺盆（锁骨上窝）部，联络于肺，向下通过膈肌，属于大肠。其支脉从缺盆部上行至颈部，通过面颊，入下齿中，又经口角回绕至上唇，交会于人中处，左脉向右行，右脉向左行，止于对侧鼻孔旁。

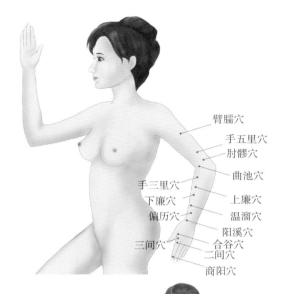

功效

艾灸大肠经上的穴位，可有效缓解与大肠功能有关的病症。比如对于牙痛、喉痹、鼻衄、颈肿、面瘫、腹痛、便秘、痢疾等疾病有显著疗效。

足阳明胃经

足阳明胃经有承泣穴、四白穴、巨髎穴、地仓穴、大迎穴、颊车穴、下关穴、头维穴、人迎穴、水突穴、气舍穴、缺盆穴、气户穴、库房穴、屋翳穴、膺窗穴、乳中穴、乳根穴、不容穴、承满穴、梁门穴、关门穴、太乙穴、滑肉门穴、天枢穴等共 45 穴，左右合 90 穴。该经脉起于鼻翼旁的迎香穴，夹鼻上行到鼻根部与足太阳膀胱经相交，沿鼻外侧下行，入上齿龈中，回出环绕口唇，入下唇相交于承浆穴；再向后沿下颌下缘到大迎穴处，沿下颌角至颊车穴，上行到耳前，过上关穴，沿发际到额颅部。其支脉从大迎前下走人迎，沿喉咙入缺盆部，向下过横膈，入属于胃，联络脾脏；一支脉从缺盆沿着乳房内侧下行，向下经脐旁至腹部的气冲部；一支脉从胃口分出，沿腹腔内下行至气冲部，与直行经脉汇合，再由此下行至髀关直抵伏兔部，下至膝关节中，再沿胫骨外侧前缘下行至足背，入足背第 2 足趾外侧端厉兑穴；一分支从膝下 3 寸（足三里穴）处分出，下行进入足中趾外侧；还有一支脉从足背分出，沿足大趾内侧直行到末端。

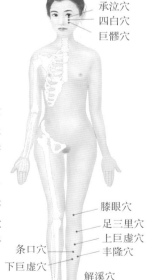

功效

艾灸胃经上的穴位可有效治疗胃痛、腹痛、腹水、呕吐热病等病变。

足太阴脾经

足太阴脾经所属的穴位有隐白穴、大都穴、太白穴、公孙穴、商丘穴、三阴交穴、漏谷穴、地机穴、阴陵泉穴、血海穴、箕门穴、冲门穴、府舍穴、腹结穴、大横穴、腹哀穴、食窦穴、天溪穴、胸乡穴、周荣穴、大包穴，共21穴，左右合42穴。该经脉起于足大趾末端（隐白穴）处，沿大趾内侧赤白肉际，经第1跖趾关节后面，上行过内踝的前面，沿小腿内侧胫骨后缘上行，在内踝上8寸处交于足厥阴经之前，再沿膝骨部内侧前缘上行，进入腹部，属脾络胃，再经横膈上行，夹咽部两旁，连系舌根，分散于舌下。其支脉从胃上膈，注于心中。

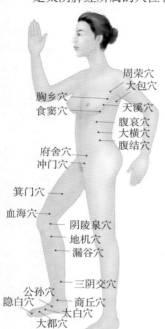

周荣穴
大包穴
胸乡穴
食窦穴
天溪穴
腹哀穴
大横穴
腹结穴
府舍穴
冲门穴
箕门穴
血海穴
阴陵泉穴
地机穴
漏谷穴
三阴交穴
公孙穴
隐白穴
商丘穴
太白穴
大都穴

功效

艾灸脾经上的穴位有助于调整运化功能，对于维持消化功能起着重要的作用，并能有效缓解脾经失调引起的腹胀、便溏、胃脘痛、腹胀、嗳气、下痢、身重无力等病症。

手少阴心经

手少阴心经上的穴位包括青灵穴、少海穴、灵道穴、阴郄穴、神门穴、少府穴、极泉穴、少冲穴等穴位。手少阴心经起自心中，出属心系（心与其他脏器相连系的部位），下行过膈，联络小肠。其支脉从心系向上，夹食管上行，连于目系（眼球连系于脑的部位）；其直行经脉，从心系上行到肺部，再向下至腋窝部，沿上臂内侧后缘，行于手太阴经和手厥阴经后面，至肘窝，再沿前臂内侧后缘至掌后豌豆骨部，进入掌内，止于小指桡侧末端。

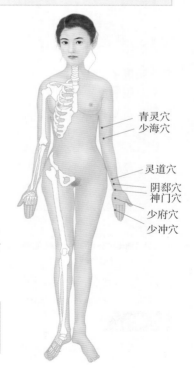

青灵穴
少海穴
灵道穴
阴郄穴
神门穴
少府穴
少冲穴

功效

艾灸该经脉上的穴位，可以有效治疗口渴、咽干、心痛、心悸、失眠、目黄、胁痛、上肢发冷、神志失常等疾病。

手太阳小肠经

　　手太阳小肠经上的穴位有前谷穴、养老穴、小海穴、支正穴、阳谷穴、腕谷穴、后溪穴、少泽穴、肩贞穴、天宗穴、秉风穴、肩外俞穴、肩中俞穴等。此经脉起于手小指尺侧端的少泽穴，沿手背外侧至腕部，出于尺骨茎突，直上沿前臂外侧后缘，经尺骨鹰嘴与肱骨内上髁之间，沿上臂外侧后缘至肩关节，绕肩胛部，交于大椎穴处，向下入缺盆部联络心脏，沿食管过横膈达胃部，属于小肠。其支脉从缺盆分出，沿颈部上行到面颊，至目外眦，后转入耳中；另一支脉从颊部分出，上行目眶下，抵于鼻旁，至目内眦，后斜行到颧骨部。

功效

　　通过对小肠经上的穴位施灸，可以缓解中耳炎、咽痛、头痛、失眠、落枕、肩部疼痛、腰扭伤等疾患。

肩中俞穴
秉风穴
肩外俞穴
天宗穴
肩贞穴
小海穴
支正穴
养老穴
腕谷穴
前谷穴
阳谷穴
后溪穴
少泽穴

足太阳膀胱经

　　足太阳膀胱经腧穴有睛明穴、攒竹穴、风门穴、肺俞穴、厥阴俞穴、心俞穴、督俞穴、膈俞穴、气海俞穴、大肠俞穴、关元俞穴、小肠俞穴、膀胱俞穴、中膂俞穴、白环俞穴、上髎穴、次髎穴、中髎穴、下髎穴、会阳穴、承扶穴、殷门穴、膈关穴、魂门穴、阳纲穴、意舍穴、金门穴、京骨穴、束骨穴、足通谷穴、至阴穴等 67 穴，左右合 134 穴。该经起于目内眦，上额交会于巅顶（百会穴）。其支脉从头部分出到耳上角。其直行经脉，从头顶入颅内络脑，再浅出沿枕项部下行，沿肩胛部内侧脊柱两旁下行至腰部，进入脊柱两旁的肌肉，入内络肾，属于膀胱。一支脉从腰中分出，沿脊柱两旁下行，通过臀部，进入腘窝中；一支脉从左右肩胛骨内缘分别下行，穿过脊旁肌肉，经过髋关节部，经大腿外侧后缘下行在腘窝内会合，下行穿过腓肠肌，出足外踝后，沿第 5 跖骨粗隆，至小趾外侧末端。

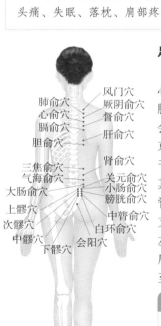

风门穴
肺俞穴
厥阴俞穴
心俞穴
督俞穴
膈俞穴
肝俞穴
胆俞穴
肾俞穴
三焦俞穴
气海俞穴
关元俞穴
大肠俞穴
小肠俞穴
膀胱俞穴
上髎穴
中膂俞穴
次髎穴
白环俞穴
中髎穴
会阳穴
下髎穴

功效

　　艾灸膀胱经上的穴位可有效缓解恶寒、发热、鼻塞、鼻衄、头痛，以及项、背、腰、臀部及下肢后侧疼痛，少腹胀满，小便不利，遗尿等疾病。

足少阴肾经

足少阴肾经的穴位有阴谷穴、横骨穴、大赫穴、气穴穴、涌泉穴、然谷穴、太溪穴、大钟穴、水泉穴、照海穴、复溜穴、交信穴、筑宾穴、四满穴、中注穴、肓俞穴、商曲穴、石关穴、阴都穴、通谷穴、幽门穴、步廊穴、神封穴、灵墟穴、神藏穴、或中穴、俞府穴，共27穴。该经脉起于足小趾下面，斜走于足心，行于舟骨粗隆之下，沿内踝后缘，向下进入足跟，沿小腿内侧上行，至腘窝内侧，沿大腿内侧后缘上行，穿过脊柱，属肾，络膀胱。其直行支脉，从肾脏上行，经过肝和横膈，进入肺脏，沿喉咙，夹舌根两旁；另一支脉从肺中分出，络心，注于胸中。

功效

艾灸肾经上的穴位对头顶痛、头晕、月经不调、小便不利、水肿、便秘、泄泻等各种疾病均有疗效。

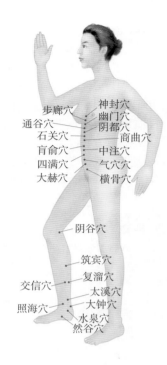

手厥阴心包经

手厥阴心包经所属的腧穴有天池穴、天泉穴、曲泽穴、郄门穴、间使穴、内关穴、大陵穴、劳宫穴、中冲穴，共9穴，左右合18穴。该经起于胸中，出属心包络，向下经过横膈，从胸至腹依次联络上、中、下三焦。其支脉，从胸部向外循行至腋下3寸处，再上行至腋部，沿上臂内侧下行于手太阴和手少阴之间，进入肘中，下行至前臂，沿两筋之间，进入掌中，循行至中指末端；另一支脉从掌中分出，沿无名指到指端。

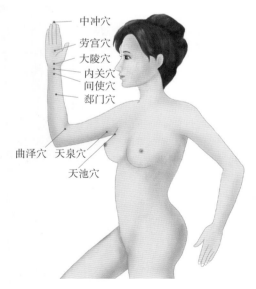

功效

通过艾灸手厥阴心包经上的穴位，可有效缓解手心热、胀闷、腋下肿、肘臂屈伸困难、心痛、心烦、面红等症状。

手少阳三焦经

手少阳三焦经上的穴位有天井穴、四渎穴、三阳络穴、会宗穴、中渚穴、支沟穴、外关穴、阳池穴、角孙穴、耳门穴、丝竹空穴等。该经起自无名指尺侧末端，向上经小指与无名指之间、手腕背侧，向上达前臂外侧，经桡骨、尺骨之间通过肘尖部，沿上臂外侧上行至肩部，交出足少阳经之后，入缺盆，分布于胸中，散络于心包，向下过横膈，从胸至腹依次属于上、中、下三焦。其支脉，从胸中分出，入缺盆部，上行项部，经耳后直上至额角，再下行至面颊部；另一支脉从耳后分出，进入耳中，再浅出到耳前，经上关、面颊部到目外眦。

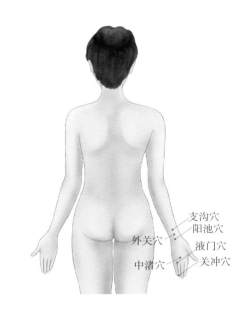

支沟穴
阳池穴
外关穴
液门穴
中渚穴
关冲穴

功效

艾灸手少阳三焦经上的穴位可有效治疗头痛、耳鸣、耳聋、外眼角痛、咽喉肿痛、出汗、腮肿等。

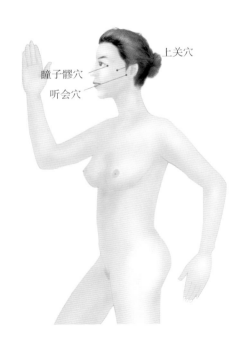

上关穴
瞳子髎穴
听会穴

足少阳胆经

足少阳胆经腧穴有瞳子髎穴、听会穴、上关穴、颔厌穴、悬颅穴、悬厘穴、曲鬓穴、率谷穴、天冲穴、浮白穴、头窍阴穴、完骨穴、本神穴、阳白穴、头临泣穴、目窗穴、正营穴、承灵穴、脑空穴、风池穴、肩井穴、渊腋穴、辄筋穴、日月穴、京门穴、带脉穴、五枢穴、维道穴、居髎穴、环跳穴、风市穴、中渎穴、膝阳关穴、阳陵泉穴、阳交穴、外丘穴、光明穴、阳辅穴、悬钟穴、丘墟穴、足临泣穴、地五会穴、侠溪穴、足窍阴穴，共 44 穴，左右合 88 穴。该经起于目外眦，上行额角部，下行至耳后，沿颈项部下行至肩上，下入缺盆。耳部分支，从耳后进入耳中，出走耳前到目外眦后方。外眦部支脉，从目外眦下走大迎，会合于手少阳经至目眶下，经颊车，由颈部下行，与前脉在缺盆部会合，再下行进入胸中，过横膈，络肝属胆，沿胁肋内下行至腹股沟动脉部，经外阴部毛际横行入髋关节部。

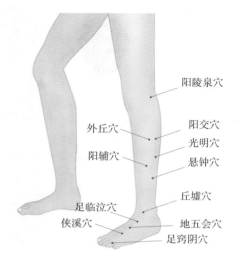

阳陵泉穴

外丘穴　　　　阳交穴
　　　　　　　光明穴
阳辅穴　　　　悬钟穴

　　　　　　　丘墟穴

足临泣穴
侠溪穴　　　　地五会穴
　　　　　　　足窍阴穴

其直行经脉从缺盆下行，经腋部、侧胸部、胁肋部，后下行与前脉会合于髋关节部，再向下沿大腿外侧、膝外缘下行，经腓骨前直下到外踝前，沿足背部，止于第4趾外侧端。足背部分支，从足背分出，沿第1、2跖骨间到大趾端，过指甲，出趾背毫毛部。

功效

　　艾灸胆经上的穴位对于本经脉引起的脏腑病和经脉病，比如口苦、目眩、疟疾、目外眦痛，缺盆部肿痛，腋下肿，胸、胁、股及下肢外侧痛，足外侧发热等病症，均有不错的疗效。

足厥阴肝经

　　足厥阴肝经简称肝经，属于该经上的穴位有大敦穴、行间穴、太冲穴、中封穴、蠡沟穴、中都穴、膝阳关穴、曲泉穴、阴包穴、足五里穴、阴廉穴、急脉穴、章门穴、期门穴，左右各14穴。该经脉起于足大趾背毫毛部，沿足背经内踝前上行，至内踝上8寸处交于足太阴经之后，上经腘窝内缘，沿大腿内侧上入阴毛中，环绕阴部，再上行至小腹，夹胃两旁，属于肝脏，联络胆；再上行过横膈，分布于胁肋部；继续上行经喉咙之后，向上进入鼻咽部，连接目系（眼球连系于脑的部位），经前额到达巅顶与督脉相会。其支脉，从目系下行于面颊，环绕在口唇内部；另一支脉从肝部分出，穿过横膈，向上流注于肺。

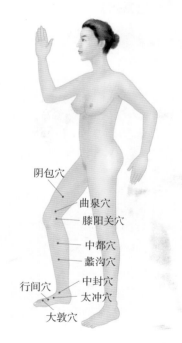

阴包穴

曲泉穴
膝阳关穴

中都穴
蠡沟穴
中封穴
行间穴　　太冲穴
大敦穴

功效

　　艾灸肝经上的穴位可以有效治疗口苦、咽干、眩晕、胸胁胀满、少腹疼痛、疝气、巅顶痛等病症。

第五章

艾灸治疗
日常小疾病

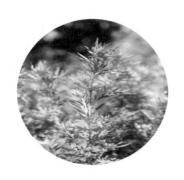
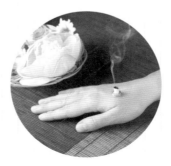
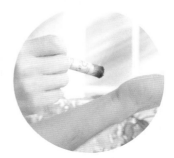

01 头痛

灸百会穴、合谷穴、太阳穴、
列缺穴、头维穴

头痛是生活中比较常见的一种病症，几乎所有人都有着不同程度的头痛经历。导致头痛的原因有很多，有颅内因素，也有颅外因素；有局部因素，也有全身因素。找到造成头痛的原因才能更好地治疗。

艾灸的穴位解析

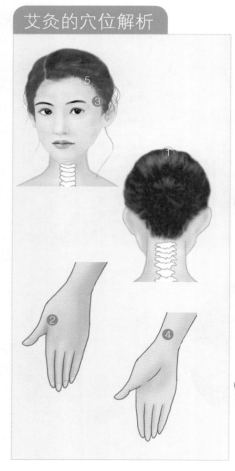

① 百会穴

位置：位于头顶的正中心。
取法：在头顶正中线与两耳尖连线的交点处。
疗效：灸该穴可起到通络止痛的效果。

② 合谷穴

位置：位于手背，第1、第2掌骨之间，约平第2掌骨中点处。
取法：拇指、食指合拢，在肌肉的最高处便是该穴。
疗效：灸此穴可有效缓解发热、伤寒带来的头痛。

③ 太阳穴

位置：位于鬓角前、眉梢后的部位。
取法：在颞部，当眉梢与目外眦之间，向后约一横指的凹陷处。
疗效：灸该穴可治偏头痛、神经血管性头痛。

④ 列缺穴

位置：前臂部，桡骨茎突上方，腕横纹上1.5寸处。
取法：两手虎口自然垂直交叉，一手食指按在另一手桡骨茎突上，指尖下凹陷中即是。
疗效：灸此穴可解表散寒，治感冒引起的头项疼痛。

⑤ 头维穴

位置：位于头侧部，额角发际上0.5寸，头正中线旁4.5寸。
取法：由发际点向上一指宽，嘴动时肌肉也会动之处。
疗效：灸该穴可有效治疗血管性头痛。

施灸的操作方法

• 用艾条温和灸百会穴

患者正坐，将穴位处的头发尽可能分在一边，以免施灸时造成阻碍或烧着头发。将艾条一端点燃，对准百会穴进行施灸，以皮肤温热无灼痛感为度。每次 10~15 分钟，每日 1 次。

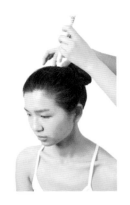

• 用艾条温和灸合谷穴

正坐，取手部的合谷穴，将艾条对准该穴位施灸，灸时艾条距离皮肤 3~5 厘米，以感觉舒适为宜。每次灸 20 分钟，每日 1~2 次。

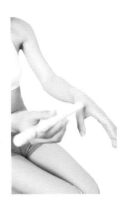

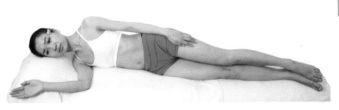

• 用艾炷隔姜灸列缺穴、太阳穴

取侧卧位，选择新鲜的老姜，切成薄片，在上边用细针扎数十个小孔，将其放置在列缺穴、太阳穴上。然后将艾炷放在姜片上，点燃艾炷进行施灸，当患者感觉到灼痛感时，更换艾炷。每次每穴使用 5~10 壮艾炷，每天 1 次。

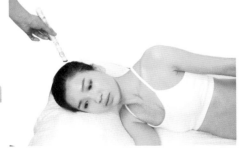

• 用艾条温和灸头维穴

将头维穴处的头发尽可能拨开，将艾条一端点燃，在距离皮肤 3 厘米处进行施灸。一般一次需要 20 分钟左右，每天 1 次。

周大夫提醒

在进行艾灸治疗时，一定要小心，防止烫伤皮肤。当然，我们还可以选择艾条雀啄灸，在使用时，也应该将艾条拿远一些。

02 失眠

灸心俞穴、脾俞穴、足三里穴、志室穴、神门穴

失眠是一种很常见的生理现象，一般情况下，短期失眠不会对我们的身体产生较大影响，如果长期失眠则会引发心脑血管病、糖尿病等疾病。如果为了控制病症而服用镇静药物往往治标不治本，对身体的副作用也很大。

艾灸的穴位解析

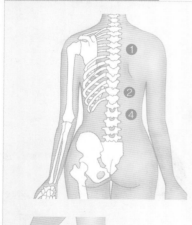
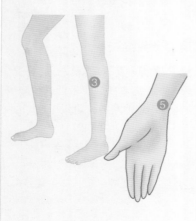

① 心俞穴

位置：第 5 胸椎棘突下，左右旁开 1.5 寸。

取法：在背部，当第 5 胸椎棘突下，左右旁开两指宽处。

疗效：灸该穴位对心脾不足引起的失眠比较有效。

② 脾俞穴

位置：第 11 胸椎棘突下，左右旁开 1.5 寸。

取法：在背部，第 11 胸椎棘突下，左右旁开两指宽处。

疗效：灸该穴位可有效缓解伴随失眠的易怒、不思饮食、腹胀、消化不良等症状。

③ 足三里穴

位置：位于小腿前外侧，当犊鼻下 3 寸，距胫骨前缘一横指。

取法：在外膝眼下四横指，胫骨边缘处。

疗效：灸此穴可有效缓解失眠引起的头晕、耳鸣、手足心热及盗汗等病症。

④ 志室穴

位置：位于腰部，在第 2 腰椎棘突下方，左右旁开 3 寸处。

取法：俯卧位，平第 2 腰椎棘突下，命门穴（督脉）旁开 3 寸处取穴。

疗效：灸此穴可有效缓解心肾不交引起的失眠。

⑤ 神门穴

位置：位于腕部，腕掌侧横纹尺侧端，尺侧腕屈肌腱的桡侧凹陷处。

取法：正坐仰掌，在腕关节掌侧，尺侧腕屈肌腱的桡侧凹陷处取穴。

疗效：灸此穴主要用来治疗心肾不交引起的失眠。

施灸的操作方法

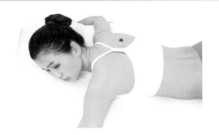

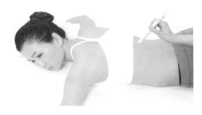

● 用艾炷隔姜灸心俞穴

将新鲜的老姜切成薄片，并用细针在其上刺数孔，敷在心俞穴上。然后将艾炷放在姜片上点燃施灸，假如患者有灼痛感，可以将姜片抬起以缓解疼痛。每次 3~5 壮，每晚 1 次。

● 用艾条雀啄灸脾俞穴

取俯卧位，充分暴露脾俞穴。将艾条点燃，通过上下有规律地移动艾条，进行雀啄施灸。温度以患者足以忍受为度。一次施灸 5~10 分钟，每天 1~2 次。

● 用艾条温和灸足三里穴

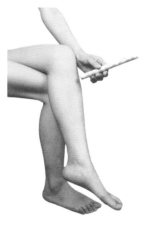

取正坐或者仰卧位，将艾条一端点燃，悬于足三里穴位之上 3~5 厘米处进行熏烤。灸 10~15 分钟，每晚 1 次。

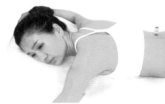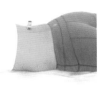

● 用艾炷隔芹菜灸志室、神门穴

分别取俯卧和仰卧姿势，将新鲜的芹菜切成薄片，并用针在上边刺上数个小孔，放在志室穴、神门穴上。将黄豆粒般大小的艾炷❶放在其上，点燃进行施灸。可在感觉痛感时，轻轻抬起芹菜片，以缓解疼痛。每穴 3~5 壮，每晚 1 次，7 次一疗程。

 周大夫提醒

在使用雀啄灸时，应该注意把握好施灸的距离，不可距离皮肤太远，当然也不能太近。只有把握好尺度，才能既保证不烫伤皮肤，又能够保证施灸的效果。

---

❶图中示意为穴位位置，施灸中请按文字描述操作，全书同。

03 心悸

灸神门穴、内关穴、关元穴、肾俞穴

心悸指不因惊吓而自觉心跳不宁的疾患，心脏搏动增强、心脏收缩力增强便可引起心悸。心悸发生时，会感觉心跳快而强。这种病症多与健忘、失眠、眩晕、耳鸣等同时发生，病情常常时好时坏，严重者甚至不能正常生活和工作。

艾灸的穴位解析

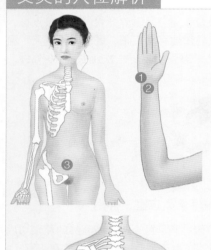

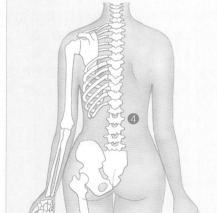

① 神门穴

位置：位于腕部，腕掌侧横纹尺侧端，尺侧腕屈肌腱的桡侧凹陷处。

取法：正坐仰掌，在腕关节掌侧，尺侧腕屈肌腱的桡侧凹陷处取穴。

疗效：艾灸此穴可补益心气，有效缓解心阴亏虚引起的心悸。

② 内关穴

位置：位于前臂正中，腕横纹上2寸，在桡侧屈腕肌腱与掌长肌腱之间。

取法：从近手腕之横纹的中央，往上约三指宽处。

疗效：灸此穴可宁心安神，缓解因气血不足导致的心悸。

③ 关元穴

位置：位于脐下3寸处。

取法：在腹部中线上，脐下四横指处。

疗效：灸此穴可培元固本，治疗心肾不交所致的心悸。

④ 肾俞穴

位置：第2腰椎棘突下，左右旁开1.5寸处。

取法：位于腰部，当第2腰椎棘突下，左右旁开两横指处。

疗效：灸此穴可有效治疗脾肾阳虚引发的心悸。

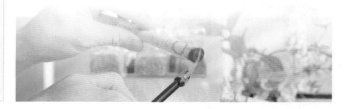

施灸的操作方法

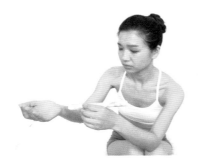

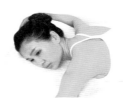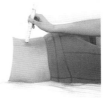

● **用艾条雀啄灸肾俞穴**

患者取俯卧位，在其腰部找到肾俞穴。将艾条点燃，然后开始施灸。施灸时，将艾条有节律地上、下移动。这时要注意集中精力，以免艾灰脱落，烫伤皮肤。每穴 10~15 分钟，每日 1 次，10 次一疗程。

● **用艾条温和灸神门穴**

找到神门穴，将艾条点燃，然后温和灸神门穴。以皮肤潮红无灼痛感为度，每次可灸 5~10 分钟，每日 1 次即可。

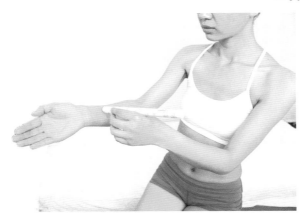

● **用艾条温和灸内关穴、关元穴**

取舒适体位，找准穴位，将艾条的一端点燃，然后分别对准内关穴、关元穴两穴施灸，注意距离，防止烫伤。以患者的皮肤产生温热感而无灼痛感为宜。每次 15~20 分钟，每天 1 次，10 次一疗程。

周大夫提醒

在艾灸治疗心悸时，一定要注意避风寒、劳累，还要尽量保持轻松的生活态度，避免比较激动的情绪，并辅助适当锻炼。艾灸是一个较长期的治疗方法，应该持之以恒，在治疗期内不应时断时续。

04 眩晕

灸肝俞穴、太冲穴、命门穴、
三阴交穴、膈俞穴

眩晕不是独立的一种疾病，大约有上百种疾病都可引发不同程度的眩晕。其主要表现为头晕、目眩。眩晕多因虚致病，与肝、脾、肾三脏的关系密切。

艾灸的穴位解析

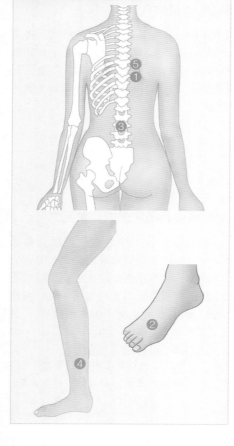

1 肝俞穴

位置：位于背部，第9胸椎棘突下，左右旁开1.5寸。
取法：在第9胸椎棘突下，左右旁开两横指宽处。
疗效：灸此穴可有效缓解肝阳上亢引起的眩晕。

2 太冲穴

位置：位于足背侧，第1、第2跖骨结合部之前凹陷处。
取法：正坐垂足或仰卧位，于足背第1、2跖骨之间，跖骨底结合部前方凹陷处，当拇长伸肌腱外缘处取穴。
疗效：灸此穴对老年性眩晕疗效较好。

3 命门穴

位置：在第2腰椎棘突下。
取法：在后背正中线上，沿腰部找到第2腰椎棘突下凹陷处。
疗效：灸此穴可有效缓解肾精不足引发的眩晕。

4 三阴交穴

位置：位于内踝尖直上3寸，胫骨后缘。
取法：沿小腿内侧，当足内踝尖上3寸，胫骨内侧缘后方。
疗效：灸此穴可有效缓解肾气不足引发的眩晕。

5 膈俞穴

位置：位于背部，第7胸椎棘突下，左右旁开1.5寸。
取法：在背部，当第7胸椎棘突下，左右旁开两横指宽处。
疗效：灸此穴可有效治疗心脾两虚引起的眩晕。

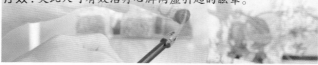

施灸的操作方法

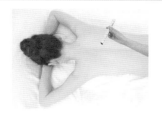 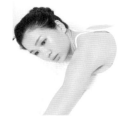 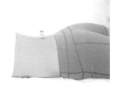

● 用艾条温和灸肝俞穴、太冲穴、三阴交穴

患者取合适体位，找准穴位。将艾条一端点燃，对准肝俞穴、太冲穴、三阴交穴，在距离皮肤 3～4 厘米处，进行施灸，以施灸部位无灼痛感为宜。每穴施灸 15~30 分钟，每日 1 次，10 次为 1 个疗程。

● 用艾炷隔姜灸膈俞穴

患者采取俯卧位，并找准穴位。在穴位上敷上一小薄片新鲜的生姜，要注意应在生姜片上用细针刺数个小孔。将艾炷点燃，放在姜片中央。当皮肤感到不适时，可将姜片抬起，减轻疼痛。每次 5~7 壮，每日或隔日 1 次，10 次为 1 个疗程。

● 用艾炷直接灸命门穴

让患者取俯卧位，在命门穴处涂上适当的凡士林膏。将适宜大小的艾炷置于其上。然后点燃艾炷进行施灸，当艾炷燃尽后立刻更换新的艾炷。每穴施灸 3~5 壮，每隔 1 天施灸 1 次，5 次一疗程。

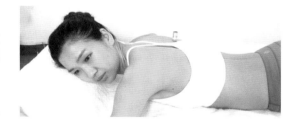

 周大夫提醒

对于气血亏虚型眩晕，还可艾灸脾俞穴、肾俞穴、关元穴、足三里穴等。对于肝阳上亢者，还可艾灸风池穴、行间穴、侠溪穴等。兼具肝肾阴亏患者，可对肝俞穴、肾俞穴进行施灸。另外，各种虚证眩晕急性发作均可艾灸百会穴。

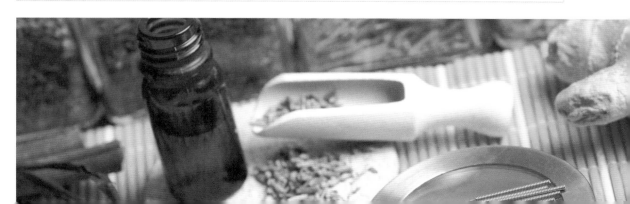

05 感冒

灸大椎穴、曲池穴、合谷穴、
风池穴、风府穴

感冒俗称"伤风"，是一种常见病，一年四季皆可发生。不同季节的感冒病因并非完全一样，但早期均伴有咽部干痒或灼热感、打喷嚏、鼻塞、流涕等症状。

艾灸的穴位解析

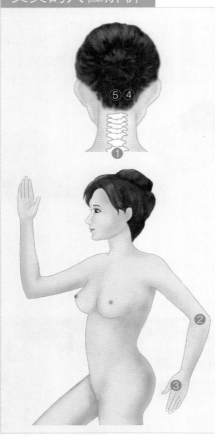

1 大椎穴

位置：第7颈椎棘突下凹陷中。

取法：正坐低头，颈部最高的点（第7颈椎）下方凹陷处。

疗效：灸该穴可治感冒引起的发热、身体虚弱等。

2 曲池穴

位置：位于肘横纹外侧端，屈肘，当尺泽穴与肱骨外上髁连线中点。

取法：屈肘，肘横纹尽处，即肱骨外上髁内缘凹陷处。

疗效：灸此穴可有效缓解风热感冒。

3 合谷穴

位置：位于手背，第1、2掌骨之间，约平第2掌骨中点处。

取法：拇指、食指合拢，在肌肉的最高处便是该穴。

疗效：感冒时灸合谷穴对鼻塞、流清涕特别有效。

4 风池穴

位置：在项部，当枕骨之下，与风府穴相平，胸锁乳突肌与斜方肌上端之间的凹陷处。

取法：正坐或俯伏，在项后，与风府穴（督脉）相平，当胸锁乳突肌与斜方肌上端之间的凹陷中取穴。

疗效：灸此穴可解表散寒，治疗感冒引起的头项疼痛。

5 风府穴

位置：在后发际正中直上1寸处。

取法：取穴时，顺着后脑勺往下摸到凹陷处，这就是风府穴。

疗效：感冒时灸之可解表散寒，缓解感冒引起的颈项强直。

施灸的操作方法

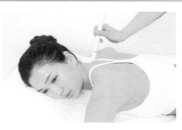

● 用艾条温和灸大椎穴、曲池穴

　　分别取俯卧和正坐侧腕姿势，找准大椎穴、曲池穴。施治者站于患者身体一侧，将艾条点燃后，悬于穴位之上 3~5 厘米处进行熏烤，以穴位处的皮肤有温热舒服的感觉为佳。每穴灸 3 分钟，每日 1~2 次。

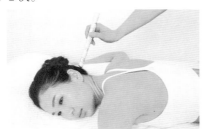

● 用艾条温和灸风池穴

　　取俯卧位，将艾条的一端点燃，然后对准风池穴，注意将风池穴上的头发尽量移到一边，以防止燃烧头发。在距离皮肤 2~3 厘米的位置进行悬灸，防止烫伤。以患者的皮肤产生温热感而无灼痛感为宜。每次 10~15 分钟，每天 1 次。

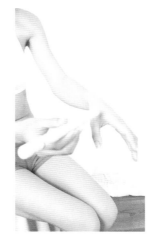

● 用艾条温和灸合谷穴

　　取手部合谷穴，将艾条对准该穴位施灸，灸时艾条距离皮肤 3~5 厘米，以感觉舒适为宜。每次灸 20 分钟，每日 1~2 次。

● 用艾条温和灸风府穴

　　取俯卧或正坐位，找准风府穴，施治者站于患者身体一侧，将艾条点燃后，悬于穴位之上，于 3~5 厘米处进行熏烤，以穴位处皮肤有温热舒服的感觉为佳。每次灸 5~10 分钟，每日 1 次。

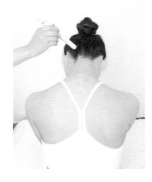

周大夫提醒

　　在灸合谷穴时需要注意的是，如果左侧鼻塞则灸右合谷，右侧鼻塞则灸左合谷，这样方可取得较好的疗效。另外，由于风池穴与风府穴有头发覆盖，所以在灸这两处穴位时艾条需离得稍远点。

06呃逆

灸中脘穴、膻中穴、期门穴、
天枢穴、气海穴

呃逆即打嗝，指气从胃中上逆，喉间频繁发出急而短促的声音。这是比较常见的生理现象，往往由暴饮暴食之后引发。呃逆一般不太严重，可自行消退，不过有少数情况持续时间较长，称之为顽固性呃逆。

艾灸的穴位解析

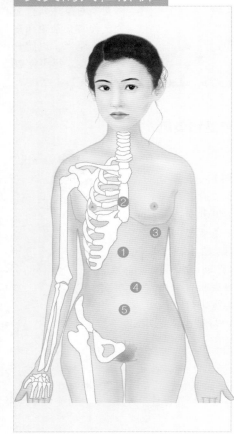

① 中脘穴

位置：位于人体上腹部，前正中线上，当脐中上4寸。
取法：腹部正中线上，胸骨下端和肚脐连线中点即为此穴。
疗效：灸此穴对于治疗胃中寒冷引起的呃逆比较有效。

② 膻中穴

位置：位于胸部，前正中线上，平第4肋间。
取法：在前正中线上，沿着两乳头间连线的中点取穴。
疗效：灸此穴有利于缓解肺气不降而引发的呃逆。

③ 期门穴

位置：位于胸部，当乳头下直下，当第6肋间隙，前正中线旁开4寸。
取法：在乳中线上，乳头下两肋，第6肋间隙处取穴。
疗效：灸此穴可有效治疗气滞痰阻导致的呃逆。

④ 天枢穴

位置：位于腹部，脐中旁开2寸。
取法：取仰卧位，在脐中（任脉之神阙穴）旁开2寸处取穴。
疗效：灸此穴可有效改善肠腑功能，消除或减轻肠道功能失常而导致的呃逆。

⑤ 气海穴

位置：位于体前正中线，脐下1.5寸。
取法：在下腹部，用一条直线连接肚脐与耻骨上方，将其分成十等份，从肚脐向下3/10的位置即为此穴。
疗效：灸此穴可有效缓解脾胃阳虚引发的呃逆。

施灸的操作方法

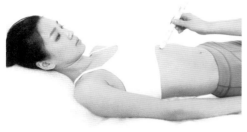

●用艾条温和灸中脘穴

患者取仰卧姿势，将艾条点燃，在距穴位皮肤 2~3 厘米处进行熏灸。以皮肤出现温热酸胀感、局部皮肤潮红为度。对于局部感觉迟钝或有意识障碍的人，施术者可将食指或中指放在穴位两侧，以免烫伤。每穴约 10 分钟，每日 1 次。

●用艾条温和灸膻中穴

患者取仰卧位，点燃艾条的一端，找准穴位，进行施灸。以皮肤温热无灼痛感为度，每穴灸 15~20 分钟，每日 1 次。

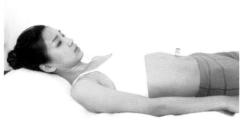

●用艾炷隔姜灸期门穴、天枢穴

患者取仰卧位，将一片 0.3 厘米厚的新鲜姜片刺孔后放在期门穴、天枢穴上。将艾炷放在姜片的中间部位，并将其点燃进行施灸。等到皮肤感到灼痛感时，将姜片轻轻抬起，以减轻灼热度。每穴 10~20 分钟，每日 1~2 次。

●用艾炷隔附子灸气海穴

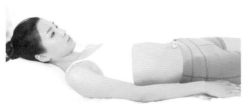

患者采用仰卧姿势，取一片新鲜的薄附子片，用水浸湿，再用细针刺数个小孔，放在穴位上。然后将黄豆般大小的艾炷放在附子上，点燃后进行施灸。以局部有温热舒适感，稍有红晕为度。每穴可施 3~5 壮，隔日或 3 日 1 次，每月 10 次即可。

周大夫提醒

关于治疗呃逆，除了上面提到的穴位，还可以灸足三里穴、丰隆穴等穴。施灸时间，可以自己掌握，本着循序渐进的原则，根据情况适当调整艾灸的时间及其用量。在整个过程中，患者还要平静放松，尽量避免一些不良情绪干扰艾灸治疗。

07 咳嗽

灸肺俞穴、大椎穴、尺泽穴、
丰隆穴、中府穴

咳嗽是人体的一种保护性呼吸反射动作，通过咳嗽可将呼吸道内的分泌物或异物等排出。但是长期严重的咳嗽将会影响到正常的生活，还会引发喉痛、音哑和呼吸肌痛等病理现象。

艾灸的穴位解析

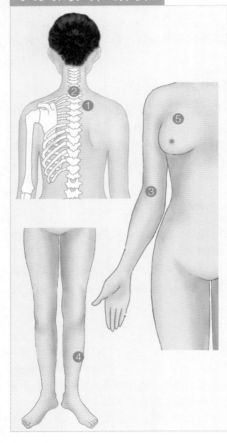

1 肺俞穴

位置：位于第 3 胸椎棘突下，左右旁开 1.5 寸。

取法：在背部，第 3 胸椎棘突下，左右旁开两横指宽处。

疗效：灸此穴可通调肺气，有加强宣肺解表之效。

2 大椎穴

位置：第 7 颈椎棘突下凹陷中。

取法：正坐低头，颈部最高的点（第 7 颈椎）下方凹陷处。

疗效：灸此穴可有效缓解发热恶寒引起的咳嗽。

3 尺泽穴

位置：位于肘横纹中，肱二头肌腱桡侧凹陷处。

取法：将手臂上举，在手臂内侧中央处粗腱的外侧即是此穴。

疗效：灸此穴可以通过泻肺以止咳。

4 丰隆穴

位置：位于外踝尖上 8 寸，条口穴外 1 寸，胫骨前嵴外两横指处。

取法：将小腿前外侧的膝眼和外踝两点连线，取中点，在腿上找到胫骨，距离其前缘外侧两中指宽且与前边那个中点平齐的位置。

疗效：艾灸此穴可化痰降气，有效治疗痰湿咳嗽。

5 中府穴

位置：胸前壁外上方，云门穴下 1 寸，体前正中线旁开 6 寸，平第 1 肋间隙处。

取法：仰卧位，在胸壁的外上部，平第 1 肋间隙，距胸骨正中线 6 寸处取穴。

疗效：可润肺调气，具止咳止血之效。

施灸的操作方法

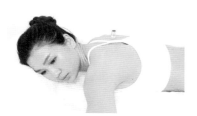

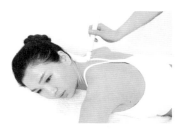

● **用艾炷隔姜灸肺俞穴**

患者取俯卧姿势，找准穴位。找一小薄片姜，并用细针刺上数十个均匀的小孔，敷于穴位上。然后将艾炷置于其上，将其点燃即可进行施灸。每次 3~5 壮，隔日 1 次，7~10 次一疗程，完成一疗程之后，注意隔 1 周再进行施灸。

● **用艾条温和灸大椎穴**

患者取俯卧位，点燃艾条，在穴位上方 3~5 厘米处进行施灸。以患者皮肤无灼痛感、周围皮肤潮红为度。每次施灸 10~15 分钟，每天 1 次即可，5~10 次为 1 个疗程，休息 1 周再继续施灸。

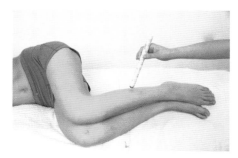

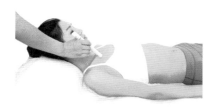

● **用艾条温和灸尺泽穴、丰隆穴**

患者采取合适体位，将艾条一端点燃，置于患者尺泽穴、丰隆穴之上进行施灸，以皮肤感到温和为度。每次施灸 10~15 分钟，每天 1 次。

● **用艾条温和灸中府穴**

患者取仰卧位，点燃艾条，在穴位上方 3~5 厘米处进行施灸。以患者皮肤无灼痛、周围皮肤潮红为度。每次施灸 10~15 分钟，每天 1 次即可，5~10 次为 1 个疗程，

周大夫提醒

咳嗽病因分为外感和内伤，外感引起的咳嗽可导致肺气被束而不宣；而内伤咳嗽大多为肺燥于上，或是因脾阳不运，生湿生痰而致。因此，灸疗还可以列缺穴为主穴。另外，在日常生活中应注意温度变化，以防止感冒，多吃些清淡的食物。

08 呕吐

灸间使穴、内关穴、公孙穴、神阙穴

呕吐是胃部食物上返回食管，从而吐出的一种反射动作。呕吐可将到达胃部的有害物质排出体外，对胃有一定的保护作用，但是很多情况下，呕吐是由其他病症引起的，频繁而剧烈的呕吐则会引起脱水等病症。

艾灸的穴位解析

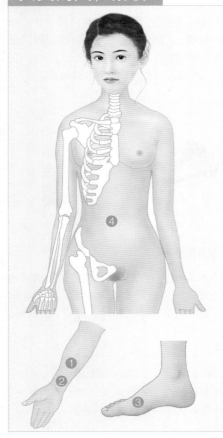

1 间使穴

位置：在前臂掌侧，当曲泽穴与大陵穴的连线上，腕横纹上3寸，掌长肌腱与桡侧腕屈肌腱之间。

取法：在桡侧腕屈肌腱与掌长肌腱之间，腕横纹上方四横指的地方取穴。

疗效：灸此穴可有效治疗外邪犯胃引发的呕吐。

2 内关穴

位置：位于前臂正中，腕横纹上2寸，在桡侧屈腕肌腱与掌长肌腱之间。

取法：从近手腕之横纹的中央，往上约三指宽处。

疗效：可有效缓解外邪犯胃导致恶心呕吐。

3 公孙穴

位置：位于人体足内侧边缘，当第一跖骨基底部的前下方。

取法：在足内侧缘，第一跖骨基底部的前下方，赤白肉际处。

疗效：灸此穴可缓解痰饮内阻导致的呕吐。

4 神阙穴

位置：位于脐正中。

取法：肚脐正中即为此穴。

疗效：灸此穴可有效缓解脾胃虚寒引发的呕吐。

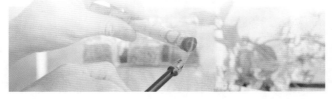

施灸的操作方法

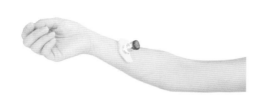

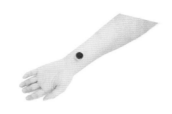

● 用艾炷隔姜灸间使穴

患者取合适体位，找准穴位。将一小片生姜，用细针刺上数孔后，敷在穴位上。然后再将艾炷放在姜片之上，将其点燃即可进行施灸。每次 5~7 壮，每日 1~2 次。

● 用艾炷无瘢痕灸内关穴

患者取仰卧位，在穴位上涂抹适量凡士林，再将艾炷放在上边，便于粘连。然后将艾炷点燃，待艾炷即将烧尽时，换新的艾炷，以皮肤潮红无灼痛感为度。每次 5~7 壮，每天 1 次。

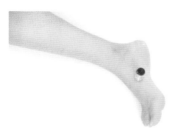

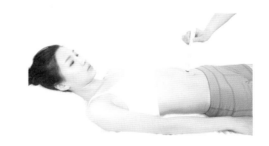

● 用艾炷瘢痕灸公孙穴

患者侧卧，在穴位上涂抹适量蒜汁，然后将艾炷置于其上，进行施灸。在每壮艾炷燃烧完之后，将残渣清理掉，再继续添加新的艾炷。可在施灸的皮肤周围轻轻拍打，以减轻疼痛感。每次 5~7 壮，每月 1 次，3 次为 1 个疗程。

● 用艾条温和灸神阙穴

患者取仰卧位，将点燃的艾条悬在脐中上方施灸，以皮肤感觉温热而无灼痛感为度。每次灸 15~30 分钟，每日 1 次，10 次为 1 个疗程。还可以每次 10~15 分钟，每日 1~2 次，10 日为 1 个疗程。

周大夫提醒

外邪犯胃引起的呕吐较为常见，此类呕吐发病较急，这种突发性呕吐常常伴有胸闷、头晕，有时还兼具发热、恶寒、头痛、无汗或有汗等各种症状。除了艾灸以上穴位外，艾灸大椎穴、膻中穴、合谷穴也可有效缓解此类呕吐。

09 腹泻

灸大肠俞穴、上巨虚穴、关元
俞穴、水分穴、天枢穴

腹泻是一种排便量明显增加的现象。腹泻常伴有排便急迫感、肛门不适、失禁等症状。腹泻可分为急性腹泻和慢性腹泻，急性腹泻病发时期为1~2个星期，而慢性腹泻则在2个月以上，多由肛肠疾病导致。

艾灸的穴位解析

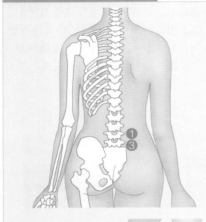
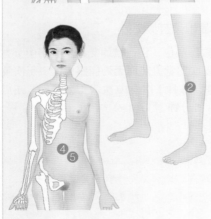

1 大肠俞穴

位置：位于腰部，当第4腰椎棘突下，左右旁开1.5寸。

取法：在人体的腰部，当第4腰椎棘突下，左右旁开两横指宽处。

疗效：灸此穴可有效缓解急性腹泻。

2 上巨虚穴

位置：犊鼻穴下6寸，足三里穴下3寸。

取法：犊鼻穴下6寸，就在足三里穴与下巨虚穴连线的中点处。

疗效：灸此穴可有效缓解饮食失节所致的腹泻。

3 关元俞穴

位置：位于腰部，当第5腰椎棘突下，左右旁开1.5寸。

取法：在骶部，当第5腰椎棘突下，左右旁开两横指宽处。

疗效：灸此穴主要治疗慢性腹泻。

4 水分穴

位置：位于上腹部，前正中线上，当脐中上1寸。

取法：人体中腹部，肚脐上一拇指宽处。

疗效：可有效缓解慢性腹泻。

5 天枢穴

位置：位于腹部，脐中旁开2寸。

取法：取仰卧位，在脐中（任脉之神阙穴）旁开2寸处取穴。

疗效：灸此穴可消除或减轻肠道功能失常引起的腹泻。

施灸的操作方法

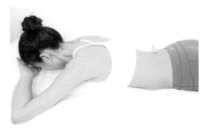

● 用艾炷隔姜灸大肠俞穴

　　患者采用俯卧姿势，找到准确的穴位。将新鲜的老姜切成 0.3 厘米厚的薄片，并在其上刺无数小孔，置于大肠俞穴。将艾炷放在姜片的正中央，以皮肤温热无灼痛感为宜。一次 3~5 壮，每日 1 次。

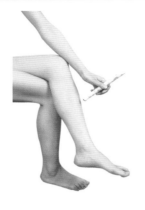

● 用艾条温和灸上巨虚穴

　　让患者采取舒适坐姿，将艾条一端点燃，对准穴位，距离皮肤适宜高度进行施灸，以皮肤有轻微灼热感为宜。每次灸此穴 5~15 分钟，每日 1~2 次，还可以根据腹泻的严重程度，适当增加施灸时间。

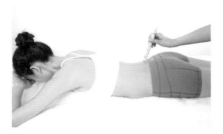

● 用艾条温和灸关元俞穴

　　患者采取俯卧姿势，将点燃的艾条对准该穴位进行施灸，灸时艾条距离皮肤 3~5 厘米，以感觉舒适为宜。每次 10~20 分钟，每日 1 次，10 次为 1 个疗程，间隔数日，可进行重复施灸。

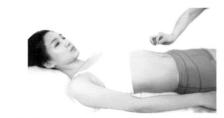

● 用温针灸水分穴、天枢穴

　　患者取仰卧位，施灸者站在一侧，先将针刺到水分穴、天枢穴上，运用适当的手法将针留在穴位上，然后将艾绒均匀地裹在针尾。等到艾绒烧完后，除去灰烬，取出针即可。每次 15~20 分钟，轻者每日 1 次，症状减轻时停止。

周大夫提醒

　　梁丘穴是治疗胃痉挛比较有效的穴位，同样也适用于腹泻。对于腹泻以施灸治疗效果最佳。神阙穴对艾灸具有较强的敏感性，可通过热刺激调理脾胃、补益气血，可以利用艾炷隔盐灸的方法进行治疗，可有效治愈腹泻。

10 便秘

灸天枢穴、支沟穴、大横穴、关元穴、足三里穴

便秘是一种常见的症状，其主要表现为排便频率减少、1周内大便次数少于 2~3 次，或者 2~3 天才大便一次，粪便量少且干结，排便费力。如果平常均是 2~3 天排便 1 次，且大便性状正常，则不是便秘。

艾灸的穴位解析

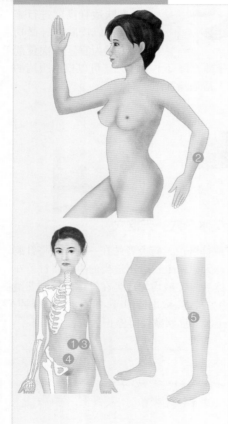

1 天枢穴

位置：位于腹部，脐中旁开 2 寸。

取法：取仰卧位，在脐中（任脉之神阙穴）旁开 2 寸处取穴。

疗效：灸此穴可有效缓解虚性便秘。

2 支沟穴

位置：在前臂背侧，当阳池穴与肘尖的连线上，腕背横纹上 3 寸。

取法：伸臂俯掌，尺骨与桡骨之间，与间使穴相对处为此穴。

疗效：灸此穴可有效缓解虚性便秘。

3 大横穴

位置：在腹中部，脐中旁开 4 寸。

取法：顺着乳头直下与肚脐水平线的交点处即为此穴。

疗效：灸此穴可有效缓解气血瘀滞化热引起的便秘。

4 关元穴

位置：位于脐下 3 寸处。

取法：在腹部正中线上，脐下四横指处。

疗效：灸此穴可有效缓解冷秘型便秘。

5 足三里穴

位置：位于小腿前外侧，当犊鼻下 3 寸，距胫骨前缘一横指处。

取法：在外膝眼下四横指，胫骨边缘处。

疗效：灸此穴可有效缓解气虚或寒性便秘。

施灸的操作方法

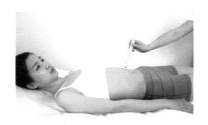

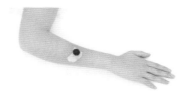

● 用艾炷隔姜灸支沟穴

　　患者采用俯卧姿势，伸臂俯掌，找到穴位。将新鲜的老姜切成 0.3 厘米厚的薄片，用细针在其上刺无数小孔，然后放置于支沟穴上。将艾炷放在姜片的正中央点燃施灸，以皮肤温热无灼痛感为宜。每次 3~5 壮，每日 1 次。

● 用艾条温和灸天枢穴

　　患者采取仰卧位，将艾条一端点燃，对准穴位，在距离皮肤 2~3 厘米高处进行施灸，以皮肤有轻微灼热感为宜。每次可选与之相对应的穴位 2~3 个，每穴约 5 分钟，每日 1 次。

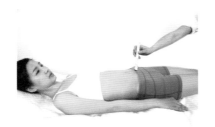

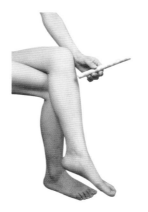

● 用艾条温和灸足三里穴

　　患者采取舒适坐姿，将艾条距穴位约 3 厘米处进行施灸。每次灸 10~15 分钟，以灸至局部稍有红晕为度，每日施灸 1 次。

● 用艾条温和灸大横穴、关元穴

　　患者仰卧，施灸者将艾条点燃后，悬于大横穴、关元穴上 3~5 厘米处进行熏烤，以穴位处皮肤有温热舒服的感觉为度。每次 10~15 分钟，每日 1 次。

周大夫提醒

　　使用艾灸治疗便秘，取穴不多，既简便，又可快速生效。其中天枢穴和足三里穴这两个穴位不仅可以缓解便秘，也可止泻，体现出艾灸穴位的双向调节作用，对于治疗便秘有重要的作用。另外，治疗阴虚便秘，可灸太溪穴、照海穴、复溜穴；阳虚便秘选用肾俞穴、命门穴、大横穴、关元穴、神阙穴。

11 腹痛

灸中脘穴、神阙穴、章门穴、气海穴、里内庭穴

腹痛指因各种原因而导致腹腔内外脏器病变，其表现为腹部疼痛。腹痛可分为急性与慢性两类。急性腹痛，发病急，不可延误；慢性腹痛，由多种原因引起。引起腹痛的病因包括炎症、肿瘤、出血、梗阻、穿孔、创伤及功能障碍等。

艾灸的穴位解析

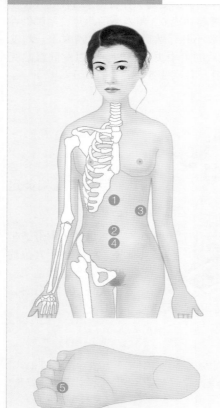

1 中脘穴

位置：位于人体上腹部，前正中线上，当脐中上 4 寸。

取法：腹部正中线上，胸骨下端和肚脐连线中点处即为此穴。

疗效：灸此穴可有效缓解寒邪内积引起的腹痛。

2 神阙穴

位置：位于脐正中。

取法：肚脐正中即是此穴。

疗效：灸此穴可有效缓解寒凝腹痛。

3 章门穴

位置：位于人体的侧腹部，当第 11 肋游离端的下方。

取法：把手掌贴在脸上，约肘尖的位置即为此穴。

疗效：灸此穴可有效缓解脾阳不振引发的腹痛。

4 气海穴

位置：位于体前正中线，脐下 1.5 寸。

取法：在下腹部，用一条直线连接肚脐与耻骨上方，将其分成十等份，从肚脐向下 3/10 的位置即为此穴。

疗效：灸此穴可有效治疗绕脐腹痛。

5 里内庭穴

位置：位于脚底部，在第二趾根部，脚趾弯曲时趾尖碰到处。

取法：在第二趾趾根下约 3 厘米处。

疗效：灸此穴有效缓解饮食停滞引发的腹痛。

施灸的操作方法

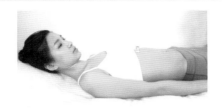

● 用艾炷无瘢痕灸中脘穴

患者仰卧，在穴位上涂抹一层凡士林，以便于粘连艾炷。将小型艾炷放在穴位上点燃施灸，以皮肤无灼痛感为宜。当患者感觉有灼伤感时，用镊子将艾炷去掉，更换新的艾炷。每穴 3~5 壮，每天 1~2 次。

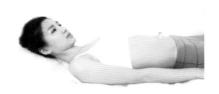

● 用艾炷隔盐灸神阙穴

患者取仰卧位，将适量盐填平肚脐，将花生大小的艾炷放在盐上，用线香将艾炷点燃。感觉皮肤发烫时将艾炷去除，以肚腹内温热舒适为度。每次 3~5 壮，每日 1 次。

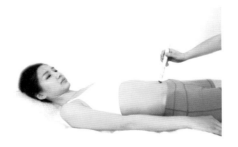

● 用艾条温和灸章门穴、气海穴

患者取仰卧位，将艾条一端点燃，对准章门穴、气海穴，在距离皮肤 3~5 厘米处进行施灸，以施灸部位无灼痛感为宜。每次施灸 10~15 分钟，每日 1 次。

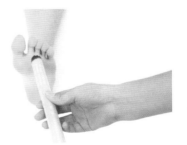

● 用艾条温和灸里内庭穴

患者采取正坐或仰卧跷足的姿势，找到穴位。将艾条点燃，对准穴位，把握好距离进行施灸，以皮肤无灼痛感为宜。每次施灸 10~15 分钟，每日 1 次。

周大夫提醒

在利用艾炷隔盐灸神阙穴时，将艾炷、肚脐中的精盐清除后，应该随即用医用膏药贴敷肚脐眼，防止施灸后受风寒。

12 中暑

灸大椎穴、曲池穴、阴郄穴、
太渊穴、神阙穴

中暑是在暑热高温环境下人体体温调节功能紊乱而引发的一种急性疾病。年老、体弱、失水、疲劳、肥胖、饥饿、失盐、穿着紧身、不透风的衣裤以及发热等均为中暑发病的常见因素。

艾灸的穴位解析

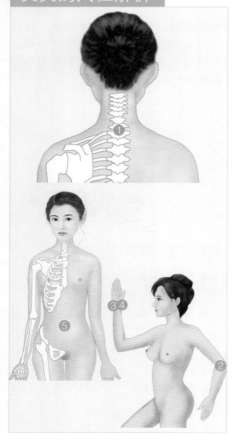

1 大椎穴

位置：位于第7颈椎棘突下凹陷中。

取法：正坐低头，在颈部最高的点（第7颈椎）下方凹陷处。

疗效：灸此穴可以缓解阳证重度中暑。

2 曲池穴

位置：位于肘横纹外侧端，屈肘，在尺泽穴与肱骨外上髁连线中点处。

取法：屈肘，肘横纹尽处，即肱骨外上髁内缘凹陷处。

疗效：灸此穴可有效降低中暑时的身体温度。

3 阴郄穴

位置：位于前臂掌侧，当尺侧腕屈肌腱的桡侧缘，腕横纹上0.5寸。

取法：仰掌，在尺侧腕屈肌腱的桡侧缘，腕横纹上0.5寸处取穴。

疗效：灸此穴有效缓解阴证重度中暑。

4 太渊穴

位置：在腕掌侧横纹桡侧端，桡动脉搏动处。

取法：位于手腕部位，在手腕横纹上，拇指根部。

疗效：灸此穴可有效缓解阴证重度中暑。

5 神阙穴

位置：位于脐窝正中。

取法：肚脐正中即为此穴。

疗效：灸此穴可有效缓解中暑脱证。

施灸的操作方法

● 用艾炷无瘢痕灸大椎穴、曲池穴

　　患者采用俯卧和正坐侧腕的取穴姿势，在大椎穴、曲池穴上涂抹一层凡士林，便于艾炷与皮肤粘连。将小型艾炷放在穴位上点燃施灸，以皮肤潮红有温热感为宜。时刻注意患者的情况，当患者有灼痛感时，及时用镊子将艾炷去掉，更换新的艾炷。每穴 3~5 壮，每日 1 次。

● 用艾炷无瘢痕灸阴郄穴、太渊穴

　　患者正坐，在手腕处寻找阴郄穴、太渊穴。在穴位皮肤上涂抹一层凡士林，防止艾炷从皮肤上脱落。将艾炷置于穴位上点燃施灸，皮肤有灼痛感时，及时更换新的艾炷。每穴灸 3~5 壮，每日 1 次。

● 用艾炷隔盐灸神阙穴

　　患者取仰卧位，将适量盐填平肚脐眼，将艾炷放在盐上，用线香将艾炷点燃。感觉皮肤有发烫感时将艾炷去除，以肚腹内温热舒适为度。无具体壮数，以患者苏醒为准。

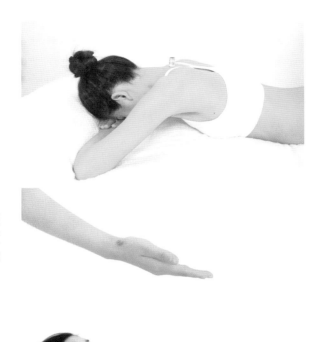

周大夫提醒

　　在治疗中暑患者时，应该在施灸的同时，注意用温水擦拭其身体，直至症状缓解，微微出汗出为止。还应让患者频繁少量饮用温盐水，待症状缓解后注意休息。

13 痔

灸次髎穴、长强穴、会阴穴、
承山穴

痔包括内痔、外痔、混合痔，是一种慢性疾病。通常是在排便时由于持续用力，从而造成此处静脉内压力反复升高，静脉肿大。妇女在妊娠期，由于盆腔受压迫，阻碍血液循环，是痔多发期，许多肥胖的人也常患痔。

艾灸的穴位解析

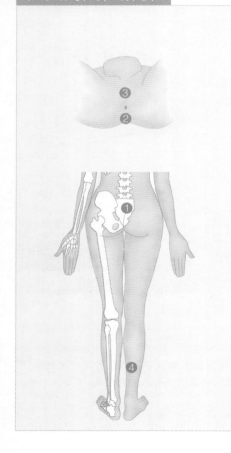

① 次髎穴

位置：位于髂后上棘下与后正中线之间，适对第2骶后孔处。

取法：在第2骶后孔处，脊椎骨的末端向上数第三骶，大约三横指处。

疗效：灸此穴可有效治疗外痔。

② 长强穴

位置：位于尾骨端与肛门之间。

取法：在尾骨尖端下，尾骨尖端与肛门连线的中点处。

疗效：灸此穴可有效缓解外痔带来的痛苦。

③ 会阴穴

位置：位于会阴部，男性在当阴囊根部与肛门连线的中点，女性在当大阴唇后联合与肛门连线的中点。

取法：截石位，在肛门与阴囊根部（女性为大阴唇后联合）连线的中点取穴。

疗效：灸此穴可有效治疗内痔。

④ 承山穴

位置：位于小腿腓肠肌两侧肌腹下方人字纹处。

取法：俯卧位，下肢伸直，足趾挺而向上，腓肠肌部出现人字陷纹，于其尖下取穴。

疗效：灸此穴可有效治疗混合痔。

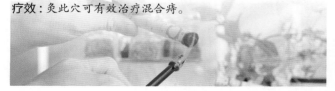

施灸的操作方法

● 用艾炷隔姜灸次髎穴

患者俯卧，找准次髎穴，将一片新鲜的薄姜片用针刺无数小孔，并放在穴位上。将麦粒般大小的艾炷放在姜片的中间部位，并将其点燃进行施灸。等到皮肤感到灼痛时，将姜片轻轻抬起，以减轻灼热度。每次 3~5 壮，每日 1 次。

● 用艾炷隔姜灸长强穴

患者俯卧，将新鲜的老姜切成薄片，在上边刺小孔，放在穴位上。并将麦粒般大小的艾炷放在姜片的中间部位，并将其点燃进行施灸。以皮肤温热潮红为度，等到皮肤感到灼痛时，将姜片轻轻抬起，以减轻灼热度。每次 3~5 壮，每日 1 次。

● 用艾条温和灸承山穴、会阴穴

患者采用俯卧和仰卧位，将艾条点燃，对准承山穴、会阴穴，在穴位之上 3~5 厘米处施灸。每次 10 分钟，每日 1 次，10 次为 1 个疗程。

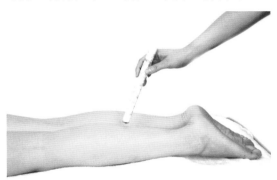

周大夫提醒

除了以上提到的穴位，我们还可以利用艾炷隔姜灸中脘穴和神阙穴。在艾灸治疗痔时，一定要注意避免烫伤皮肤。与此同时，还要养成良好的饮食习惯，多吃蔬菜、香蕉、红薯，喝适量蜂蜜水，避免吃辛辣刺激性强的食物。

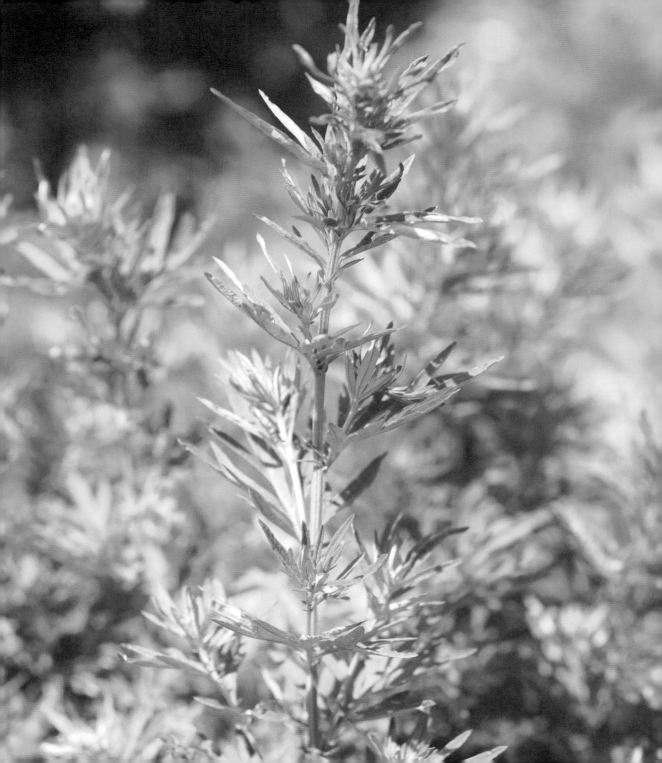

第六章

艾灸治疗
内科常见病症

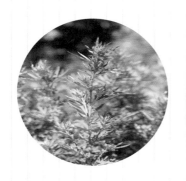
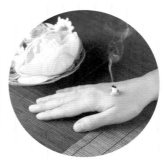
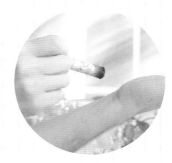

01 哮喘

灸风门穴、肺俞穴、天突穴、
定喘穴、璇玑穴

哮喘是一种常见多发病，主要表现为气促、胸闷、咳嗽等症状。患者经常在接触到烟雾、香水、油漆、灰尘、花粉等刺激性气体或过敏源后发作，清晨或夜间症状也容易发作或加剧，令患者十分痛苦。

艾灸的穴位解析

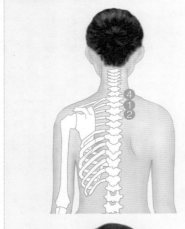

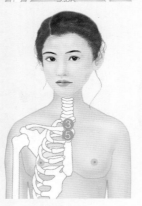

① 风门穴

位置：位于背部，当第2胸椎棘突下，左右旁开1.5寸。
取法：俯卧位，在第2胸椎棘突下，督脉左右旁开1.5寸处取穴。
疗效：灸此穴可有效治疗冷喘。

② 肺俞穴

位置：位于第3胸椎棘突下，左右旁开1.5寸。
取法：在背部，第3胸椎棘突下，左右旁开两横指宽处。
疗效：灸此穴可有效治疗风寒束肺、痰浊壅肺、肺失宣降引起的实喘。

③ 天突穴

位置：位于颈部，当前正中线上，两锁骨中间，胸骨上窝中央。
取法：在璇玑穴上1寸，胸骨上窝正中。
疗效：灸此穴可通利气管、定喘止哮。

④ 定喘穴

位置：位于背部，第7颈椎棘突下，旁开0.5寸。
取法：肩颈部，先在后正中线上定取第7颈椎棘突下的大椎穴，大椎穴旁开0.5寸处即是。
疗效：灸此穴可有效缓解虚喘。

⑤ 璇玑穴

位置：在胸部，当前正中线上，胸骨上窝中央下1寸。
取法：仰卧或正坐仰靠，在胸骨中线上，约当胸骨柄中点取穴。
疗效：灸此穴可缓解肺气不足、肺肾两虚、肺脾俱虚所致虚喘。

施灸的操作方法

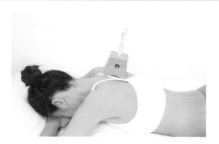

● 用温灸盒灸风门穴、肺俞穴

患者采用俯卧姿势，将艾条插入温灸盒内，将其点燃。然后将温灸盒放在风门穴、肺俞穴上。以患者感觉温热无灼热感为度，需要温灸 15~30 分钟。

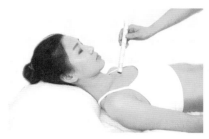

● 用艾条温和灸天突穴

患者取仰卧位，将艾条点燃对准穴位施灸，以患者有温热感，而无烧灼感为度。每次灸 15~30 分钟，每日 1~2 次，10 次为 1 个疗程，疗程结束后休息 3~5 日，进行第 2 个疗程。

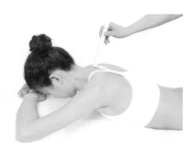

● 用艾条温和灸定喘穴

患者采用俯卧位或正坐低头，将艾条的一端点燃，对准穴位，在距离皮肤 3~5 厘米的位置进行施灸，以患者有温热灸感，而无不适感为宜。每次 5~10 分钟，每日或者隔日 1 次。

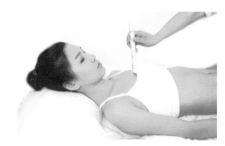

● 用艾条温和灸璇玑穴

患者取仰卧位，或仰靠坐位，找准穴位。将艾条的一端点燃，在距离皮肤一定距离时，进行施灸。以患者有温热灸感，而无不适感为宜。每次 5~10 分钟，每日或者隔日 1 次。

周大夫提醒

由于痰气交阻，上壅于肺，所以哮喘会出现邪实正虚的错杂现象。因而，在施灸时大多以背俞穴为主，主要是为了调整正气，以扶阳为主。由于哮喘本虚标实，因此在治疗时必须标本兼顾。

02 心脏病

灸中府穴、神门穴、气海穴、
巨阙穴

心脏病是心脏疾病的总称，其中包括冠心病、急性心肌梗死、心肌炎、肺源性心脏病、风湿性心脏病、先天性心脏病、高血压性心脏病、冠心病、心肌炎等各种心脏病。

艾灸的穴位解析

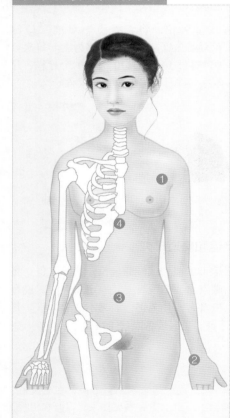

① 中府穴

位置：位于胸前壁的外上方，云门穴下 1 寸，前正中线旁开 6 寸，平第 1 肋间隙处。

取法：仰卧位，在胸壁的外上部，平第 1 肋间隙，距胸骨正中线 6 寸处取穴。

疗效：灸此穴可有效缓解慢性肺源性心脏病。

② 神门穴

位置：位于腕部，腕掌侧横纹尺侧端，尺侧腕屈肌腱的桡侧凹陷处。

取法：仰掌，豌豆骨后缘桡侧，掌后第 1 横纹上。

疗效：灸此穴可补益心气，缓解慢性肺源性心脏病。

③ 气海穴

位置：位于体前正中线，脐下 1.5 寸。

取法：在下腹部，用一条直线连接肚脐与耻骨上方，并将其分为十等份，从肚脐往下 3/10 的位置。

疗效：灸此穴对缓解冠状动脉粥样硬化性心脏病有一定作用。

④ 巨阙穴

位置：位于上腹部，前正中线上，当脐中上 6 寸。

取法：在中腹部，左右肋骨相交点，再往下两指宽处即为此穴。

疗效：灸此穴可有效缓解冠状动脉粥样硬化性心脏病。

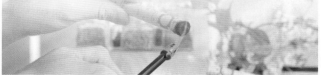

施灸的操作方法

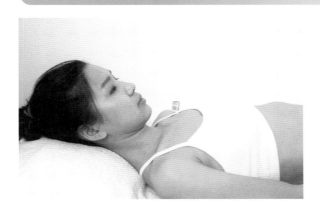

• 用艾炷隔姜灸中府穴、神门穴

患者采取仰卧位，找到中府穴、神门穴，取一小片薄薄的姜片，并在上边刺无数均匀的小孔，放在中府穴、神门穴上。再将艾炷放在姜片上，用线香引燃。皮肤以感觉温热无灼痛感为宜，可在感到灼痛时将姜片抬起，减轻疼痛。每次 3~5 壮，隔 1 日 1 次，10 次为 1 个疗程，之后间隔 1 周可继续进行施灸治疗。

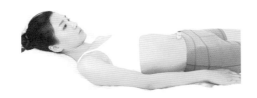

• 用艾炷隔附子灸气海穴

患者采用仰卧姿势，取 0.3 厘米左右厚的附子片，将其充分浸水之后，用细针在中间刺数十个针孔，并放在需艾灸的皮肤上。然后在附子片上放置黄豆般大小的艾炷进行施灸，以局部有温热舒适感或稍有红晕为度。每次 3~5 壮，隔日或 3 日 1 次，每月 10 次。

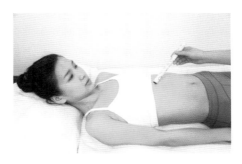

• 用艾条温和灸巨阙穴

患者取仰卧姿势，找准穴位。将艾条一端点燃，在皮肤上方 2~3 厘米处悬灸，以局部皮肤潮红无灼痛感为度。每次 15~20 分钟，每日或隔日 1 次，10 次一疗程。

周大夫提醒

艾灸治疗心脏病的穴位有很多，其中还有内关穴，可以起到通经、活络、止痛的作用，能够有效预防和治疗心脏疾病。心俞穴可以在一定程度上反映和治疗心脏的相关疾病。另外，对于体弱的冠心病患者，可加灸关元穴和足三里穴。

03 糖尿病

灸气海穴、胰俞穴、三阴交穴、
华盖穴、梁门穴、中极穴

糖尿病主要以高血糖为主要特点，通常会出现"三多一少"症状，血糖控制不好将会引发一系列的并发症。

艾灸的穴位解析

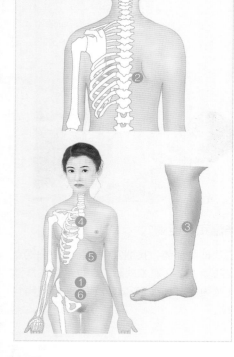

① 气海穴

位置：位于体前正中线，脐下 1.5 寸。
取法：在下腹部，用一条直线连接肚脐与耻骨的上方部位，将其分成十等份，从肚脐向下 3/10 的位置。
疗效：灸此穴利于补肾气，缓解糖尿病。

② 胰俞穴

位置：位于第 8 胸椎棘突下，左右旁开 1.5 寸。
取法：在肩胛骨下约两指的地方取穴。
疗效：灸此穴可有效降低血糖。

③ 三阴交穴

位置：位于内踝尖直上 3 寸，胫骨内缘后。
取法：沿小腿内侧，当足内踝尖上 3 寸，胫骨内侧面后方。
疗效：灸此穴具有补肾益精的作用，有效缓解糖尿病。

④ 华盖穴

位置：在胸部，当前正中线上，平第 1 肋间隙处。
取法：仰卧位或仰靠坐位，在胸部，前正中线上，平第 1 肋间处取穴。
疗效：灸此穴可有效缓解糖尿病。

⑤ 梁门穴

位置：脐中上 4 寸，前正中线旁开 2 寸。
取法：仰卧位，在脐上 4 寸，中脘穴旁开 2 寸处取穴。
疗效：可有效缓解糖尿病。

⑥ 中极穴

位置：位于下腹部，体前正中线上，脐下 4 寸。
取法：将耻骨联合上缘中点和肚脐连线分成五等份，肚脐向下 1/5 处。
疗效：灸此穴可有效预防糖尿病并发症。

施灸的操作方法

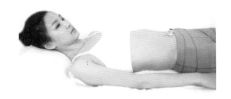

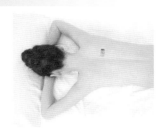

● 用艾炷隔姜灸气海穴

患者采取仰卧位，找到气海穴，取一片薄姜片，用细针在上边刺无数小孔放在穴位上。将艾炷放在姜片的中间部位，并将其点燃进行施灸。以温热无灼痛感为度，皮肤感到灼痛感时，将姜片轻轻抬起，以减轻灼热度。每次10~30壮，隔日1次。

● 用艾条温和灸三阴交穴

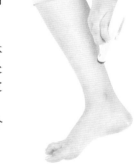

患者采取合适体位，将艾条点燃，悬灸在三阴交穴之上。以皮肤潮红无灼痛感为度，每穴每次可灸5~10分钟，每日1次即可。

● 用艾炷无瘢痕灸胰俞穴

患者取俯卧位，在穴位上涂抹适量凡士林，以防艾灸脱落。再将黄豆般大小的艾炷放在上边，然后将艾炷点燃，待艾炷即将烧尽，换新的艾炷，以皮肤潮红无灼痛感为度。每次3~5壮，每天1~2次。

● 用艾炷隔姜灸华盖穴、梁门穴

患者取仰卧位，将一小片生姜用细针刺上数孔后，敷在华盖穴、梁门穴上。然后再将艾炷放

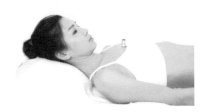

置其上，将其点燃即可进行施灸。每次5~7壮，每日1~2次。

● 用温灸盒灸中极穴

患者采用仰卧姿势，将艾条插入温灸盒内，将其放在穴位上，点燃艾条。以患者感觉温热无灼热感为度，需要温灸10~30分钟。

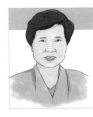

周大夫提醒

在施灸穴位时，应该根据病情进行治疗，比如口渴严重，就多对肺俞穴进行刺激。施灸时，可灵活运用，不必拘泥于某个穴位的用量及时间。主要是深刻了解穴位治病的些原理，那么利用穴位治疗疾病就很容易了。

04 高血压

灸太冲穴、悬钟穴、曲池穴、丰隆穴、
阴陵泉穴、涌泉穴、太溪穴

高血压病是一种以动脉压升高为特征的慢性疾病，常常伴有心脏、血管、脑和肾脏等全身性疾病，其中包括原发性高血压病和继发性高血压病两大类。其发病原因很多，可分为遗传和环境两个方面。

艾灸的穴位解析

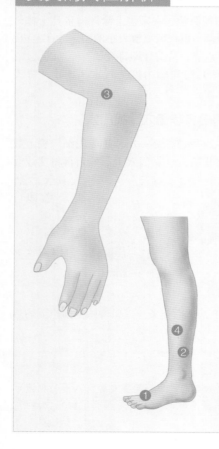

1 太冲穴

位置：位于足背侧，第1、2跖骨结合部之前凹陷处。

取法：正坐垂足或仰卧位，于足背第1、2跖骨之间，跖骨底结合部前方凹陷处，当踇长伸肌腱外缘处取穴。

疗效：灸此穴可有效缓解气虚血瘀型高血压病。

2 悬钟穴

位置：位于小腿外侧，当外踝尖上3寸，腓骨前缘。

取法：手按住外踝，顺着外踝沿着骨头往上推，推到有凹陷的地方即为此穴。

疗效：灸此穴可有效缓解肝阳上亢型高血压病。

3 曲池穴

位置：位于肘横纹外侧端，屈肘，在尺泽穴与肱骨外上髁连线中点处。

取法：屈肘，肘横纹尽处，即肱骨外上髁内缘凹陷处。

疗效：灸此穴可降血压。

4 丰隆穴

位置：位于外踝尖上8寸，条口穴外1寸，胫骨前嵴外两横指处。

取法：将小腿前外侧的膝眼和外踝两点连线，取中点，在腿上找到胫骨，距离其前缘外侧两中指宽且与前边那个中点平齐的位置即为此穴。

疗效：灸此穴可有效缓解痰湿壅盛型高血压病。

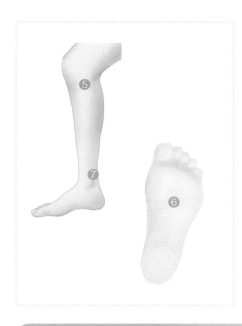

⑤ 阴陵泉穴

位置：位于小腿内侧，当胫骨内侧髁后下方凹陷中。

取法：当胫骨内侧髁后下方凹陷处，与足三里穴相对。

疗效：灸此穴可治疗痰湿壅盛型高血压病。

⑥ 涌泉穴

位置：位于足前部凹陷处第2、3趾趾缝纹头端与足跟连线的前1/3处。

取法：在足前1/3处，足趾跖屈时的凹陷处。

疗效：灸此穴可调和阴阳，使血压趋于正常。

⑦ 太溪穴

位置：位于足内侧，内踝后方，当内踝尖与跟腱之间的凹陷处。

取法：内踝尖与跟腱之间的凹陷处即为此穴。

疗效：灸此穴可有效缓解肾虚阳亢型高血压病。

施灸的操作方法

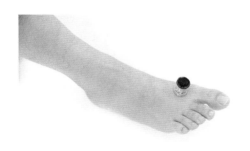

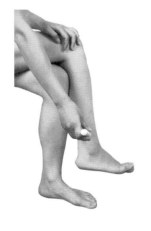

• 用艾炷无瘢痕灸太冲穴

　　患者采用正坐姿势，找准穴位。在穴位上涂适量凡士林，以便粘连艾炷。然后将艾炷放在穴位上点燃施灸。当皮肤感到疼痛时，用镊子将剩余的艾炷换掉。每次3~5壮，隔日1次。

• 用艾条温和灸悬钟穴

　　患者采取合适体位，将艾条点燃进行温和施灸。每次20分钟，可与足三里穴交替施灸。每日1次，等到血压恢复正常后，改为每周2~3次。

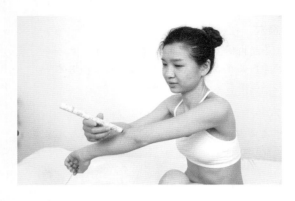

● 用艾条温和灸曲池穴

　　患者采用正坐侧腕的取穴姿势，将艾条一端点燃，放在于患者穴位之上 2~3 厘米的高度，进行施灸，以皮肤感到温和为度。每次施灸 15~20 分钟，每日或隔日 1 次，7 次为 1 个疗程。

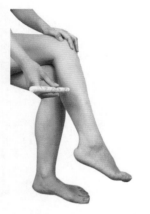

● 用艾条温和灸丰隆穴、阴陵泉穴

　　患者采用合适体位。将艾条一端点燃，距离丰隆穴、阴陵泉穴 2~3 厘米处进行悬灸。以皮肤潮红无灼痛感为宜。每次施灸 15~20 分钟，每日或隔日 1 次，7 次为 1 个疗程。

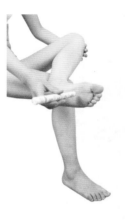

● 用艾条温和灸涌泉穴、太溪穴

　　在晚上休息前，患者洗脚后选合适体位，将艾条截成两段，点燃后对准涌泉穴、太溪穴进行施灸，灸完为止。每日 1 次，7 天为 1 个疗程，休息 2 天后，再进行第 2 疗程，可连灸 3~5 个疗程。

周大夫提醒

　　在艾灸治疗时，可以选择艾灸盒施灸，不过也应该引起注意，假如对头部实施艾灸，用艾灸盒有时候可能会烧掉头发。另外，艾灸涌泉穴时，还可用艾灸罐进行艾灸，安全且有助于睡眠。

05 中风

灸肩髃穴、阳池穴、伏兔穴、
足三里穴、悬钟穴、涌泉穴

中风是中医学对急性脑血管疾病的统称，可分为缺血性脑卒中和出血性脑卒中两种类型。其发病快、病症多样、病情变化迅速，常常会留有后遗症。发病年龄趋向于年轻化，对人类危害很大。

艾灸的穴位解析

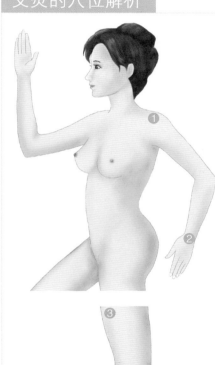

① 肩髃穴

位置：位于肩峰端下缘，当肩峰与肱骨大结节之间，三角肌上部中央。

取法：在臂外展或平举时，肩部出现两个凹陷，当肩峰前下方凹陷处。

疗效：灸此穴可有效缓解中风引起的上肢不遂。

② 阳池穴

位置：位于手腕部位，即腕背横纹上，前对中指、无名指指缝。

取法：将手背往上翘，手腕上出现几道皱褶，在靠近手背一侧的皱褶上按压，在中心处会找到一个压痛点即是。

疗效：灸此穴可有效缓解中风引起的上肢瘫痪。

③ 伏兔穴

位置：位于大腿前面，当髂前上棘与髌骨外侧端的连线上，髌骨上6寸。

取法：在大腿前面，以手腕横纹正中抵患者髌骨底上缘，手指并拢压在患者大腿上，当中指尖到达即是此穴。

疗效：灸此穴可有效治疗中风引起的下肢麻痹、瘫痪。

④ 足三里穴

位置：位于小腿前外侧，当犊鼻下3寸，距胫骨前缘一横指处。

取法：在外膝眼下四横指，胫骨边缘处。

疗效：灸此穴可治疗中风诸症。

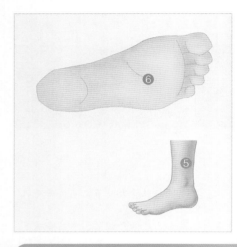

⑤ 悬钟穴

位置：位于小腿外侧，当外踝尖上 3 寸，腓骨前缘。

取法：手按住外踝，顺着外踝沿着骨头往上推，推到有凹陷的地方即为此穴。

疗效：灸此穴可有效缓解中风引起的半身不遂。

⑥ 涌泉穴

位置：位于足前部凹陷处第 2、3 趾趾缝纹头端与足跟连线的前 1/3 处。

取法：在足底前 1/3 处，足趾跖屈时的凹陷处。

疗效：灸此穴可有效缓解中风偏瘫。

施灸的操作方法

● 用艾炷无瘢痕灸肩髃穴

患者采取俯卧位，找准穴位。在皮肤上涂抹一层凡士林，防止艾炷从皮肤上脱落。将麦粒大小的艾炷置于穴位上，皮肤有灼痛感时，及时更换新的艾炷。每穴灸 5~7 壮，每日 1 次。

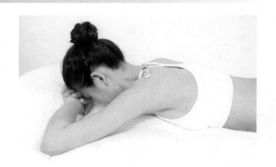

● 用艾条温和灸阳池穴

患者采取正坐侧腕的姿势。将艾条的一端点燃，然后对准穴位，在距离皮肤 2~3 厘米的位置进行悬灸，防止烫伤。以患者皮肤产生温热感而无灼痛感为宜。每次 15~20 分钟，每天 1 次，10 次为 1 个疗程。

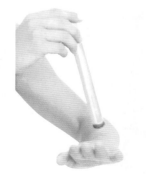

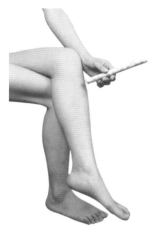

● 用艾条温和灸伏兔穴、足三里穴

患者采取合适坐姿，将艾条的一端点燃，在距离伏兔穴、足三里穴2~3厘米的位置进行悬灸，防止艾灰脱落烫伤皮肤。以患者的皮肤产生温热感而无灼痛感为宜。每次15~20分钟，每天1次，10次为1个疗程。

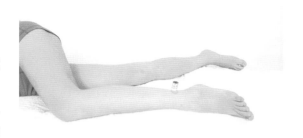

● 用艾炷瘢痕灸悬钟穴、涌泉穴

患者采取合适体位，在穴位上涂抹适量蒜汁，然后将艾炷置于悬钟穴、涌泉穴之上，进行施灸。在每壮艾炷燃烧完之后，将残渣及时清理掉，再继续添加新的艾炷。几周后，施灸部位便会结痂脱落并留下瘢痕。每次5~7壮，每年1~2次。

周大夫提醒

施灸后皮肤会出现红晕现象，施灸过重还可能出现水疱，这时千万不要弄破水疱，待其自行吸收结痂即可。若水疱较大可用消毒针刺破引流，注意使其不受感染便可愈合。

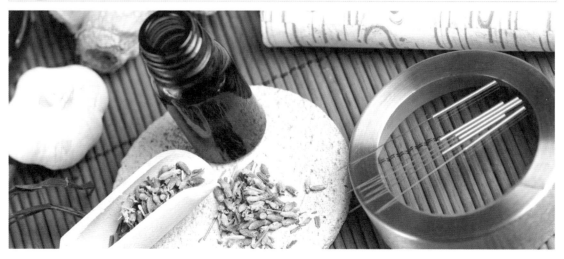

06 慢性胃炎

灸胃俞穴、中脘穴、章门穴、足三里穴、太冲穴

慢性胃炎是由各种病因引起的胃黏膜慢性炎症，根据病因不用，可分为萎缩性、非萎缩性以及特殊类型三大类。慢性胃炎是一种常见的疾病，过度吸烟、饮酒、饮食无规律都可能导致慢性胃炎的发生。

艾灸的穴位解析

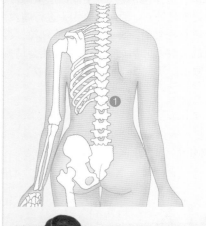
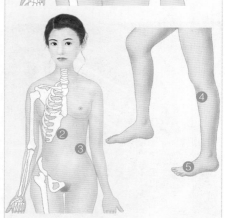

① 胃俞穴

位置：位于背部，当第12胸椎棘突下，左右旁开1.5寸。

取法：当第12胸椎棘突下，左右旁开两横指处。

疗效：灸此穴可有效缓解消化不良引发的慢性胃炎。

② 中脘穴

位置：位于人体上腹部，前正中线上，当脐中上4寸。

取法：腹部正中线上，胸骨下端和肚脐连线中点处即为此穴。

疗效：灸此穴可有效治疗慢性浅表性胃炎。

③ 章门穴

位置：位于人体的侧腹部，当第11肋游离端的下方。

取法：把手掌贴在脸上，约肘尖的位置即为此穴。

疗效：灸此穴可有效缓解肝气犯胃型慢性胃炎。

④ 足三里穴

位置：位于小腿前外侧，当犊鼻下3寸，距胫骨前缘一横指处。

取法：在外膝眼下四横指，胫骨边缘处。

疗效：灸此穴可有效治疗慢性胃炎引发的胃部持续性疼痛。

⑤ 太冲穴

位置：位于足背侧，第1、2跖骨结合部之前凹陷处。

取法：正坐垂足或仰卧位，于足背第1、2跖骨之间，跖骨底结合部前方凹陷处，当跗长伸肌腱外缘处取穴。

疗效：灸此穴可有效缓解肝气犯胃型慢性肝炎。

施灸的操作方法

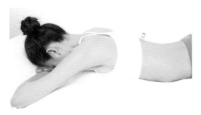

● 用艾炷隔姜灸胃俞穴

患者取俯卧位，找准穴位。将新鲜老姜切成约0.3厘米厚的薄片姜，用细针在上边刺无数小孔，敷于穴位上。然后将艾炷放在姜片的中间位置，将其点燃即可进行施灸。每次5~7壮，每日或隔日1次，10次一疗程，完成一疗程之后，间隔5天再进行施灸。

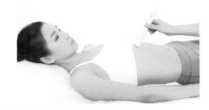

● 用艾条温和灸中脘穴、足三里穴

患者取合适体位，将艾条点燃，在距中脘穴、足三里穴2~3厘米处进行施灸。以皮肤出现温热酸胀感，局部皮肤潮红为度。可将食指或中指放在穴位两侧，以免烫伤。每穴10~15分钟，每日1次，10次一疗程，完成一疗程之后，间隔5天再进行施灸。

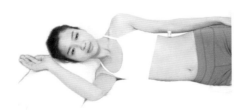

● 用艾炷隔姜灸章门穴

患者取侧卧位，找准穴位。将新鲜老姜切成约0.3厘米厚的薄片，刺孔，敷于穴位上。然后将艾炷放在姜片的中间位置，用细线香将其点燃即可进行施灸。每次5~7壮，每日或隔日1次，10次一疗程，间隔5天再进行施灸。

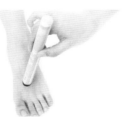

● 用艾条温和灸太冲穴

患者正坐，将脚平放下来，将艾条一端点燃，在距离皮肤适当高度进行施灸。以皮肤出现温热酸胀感，局部皮肤潮红为度。每穴10~15分钟，每日1次，10次一疗程，完成一疗程之后，间隔5天再进行施灸。

周大夫提醒

我们在艾灸治疗时，应该根据患者的病情和体质选择合适的穴位和艾灸方法，在施灸时取穴一定要注意精确，一次灸穴不宜过多，切忌乱灸、暴灸。同时要注意严格消毒，防止感染发生。

07 黄疸

灸肝俞穴、胆俞穴、至阳穴、关元穴、三阴交穴

黄疸是一种由于血清中胆红素升高而导致皮肤、黏膜和巩膜发黄的症状和体征。一些肝脏病、胆囊病和血液病往往会引发黄疸症发生。黄疸症患者通常会有食欲减退、恶心、乏力、尿黄如茶、肝区疼痛、发热、少尿、出血倾向等。

艾灸的穴位解析

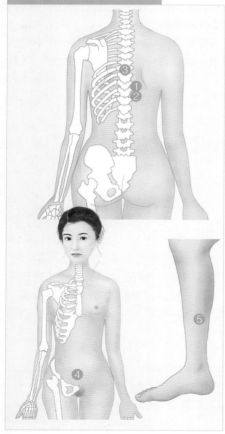

1 肝俞穴

位置：位于背部，第9胸椎棘突下，左右旁开1.5寸处。

取法：在第9胸椎棘突下，左右两横指处取穴。

疗效：灸此穴可有效治疗阳黄。

2 胆俞穴

位置：在背部，当第10胸椎棘突下，左右旁开1.5寸处。

取法：背部，当第10胸椎棘突下，左右两横指宽处取穴。

疗效：灸此穴可外散胆腑之热，有效治疗阳黄。

3 至阳穴

位置：位于第7胸椎棘突下凹陷中。

取法：在背部，当后正中线上，第7胸椎棘突下凹陷中。

疗效：灸此穴有助于缓解黄疸之胁痛现象。

4 关元穴

位置：位于脐下3寸处。

取法：在腹部中线上，脐下四横指处。

疗效：灸此穴可有效缓解阴黄。

5 三阴交穴

位置：位于内踝尖直上3寸，胫骨后缘。

取法：沿小腿内侧，当足内踝尖上3寸，胫骨内侧缘后方。

疗效：灸此穴可有效调节黄疸引发的神疲乏力与精神困顿。

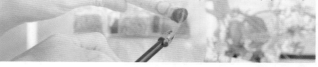

施灸的操作方法

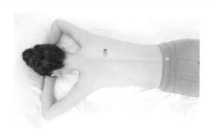

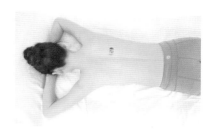

● **用艾炷无瘢痕灸肝俞穴**

患者取俯卧位，在穴位上涂抹适量凡士林，以防止艾炷脱落。然后再将艾炷放在上边，并且点燃，待艾炷烧尽后，及时更换新的艾炷，以皮肤潮红无灼痛感为度。每次 3~5 壮，每天 1~2 次，10 次为 1 个疗程。

● **用艾炷无瘢痕灸胆俞穴**

患者取俯卧位，找到胆俞穴并涂上适量凡士林，以防止艾炷脱落。然后再将艾炷置于其上，点燃进行施灸，以皮肤潮红无灼痛感为度。要及时清理燃尽的艾灰，并更换新的艾炷。每次 3~5 壮，每天 1~2 次，10 次一个疗程。

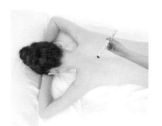

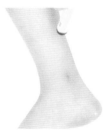

● **用艾条温和灸至阳穴**

患者取俯卧位，将艾条一端点燃，对准穴位进行施灸，以皮肤出现温热感为度。要集中注意力，防止烫伤皮肤。每穴 10~15 分钟，每日 1 次，10 次为 1 个疗程。

● **用艾条温和灸关元穴和三阴交穴**

患者取仰卧位和侧卧位，将艾条点燃，对准关元穴、三阴交穴进行施灸，以皮肤出现温热感为度。每穴 10~15 分钟，每日 1 次，10 次为 1 个疗程。

周大夫提醒

艾灸治疗时，要注意饮食，不要进食辛热肥甘食物，还要注意保持心情舒畅。经过治疗之后，黄疸消退，也不能立即停止治疗，应该继续观察身体状况，以防复发。

08 肝硬化

灸肝俞穴、气海穴、命门穴、
上髎穴、石门穴

肝硬化是常见的慢性进行性肝病，可引发肝硬化的病因有很多，主要是病毒性肝炎所致。同时还会由于脂肪肝、酒精肝、胆汁淤积、药物、营养等各方面因素长期损害所致。肝硬化还可导致一系列的并发症。

艾灸的穴位解析

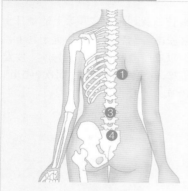
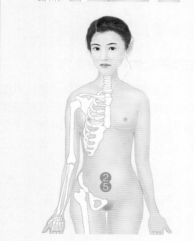

1 肝俞穴

位置：位于背部第 9 胸椎棘突下，左右旁开 1.5 寸处。

取法：在第 9 胸椎棘突下，左右两横指宽处取穴。

疗效：灸此穴可有效缓解肝硬化初期的脘腹胀满、腹部膨胀。

2 气海穴

位置：位于体前正中线，脐下 1.5 寸。

取法：在下腹部，用一条直线连接肚脐与耻骨上方，将其分成十等份，从肚脐向下 3/10 的位置即为此穴。

疗效：灸此穴可强化肝脏功能，有效缓解肝硬化初期的一些症状。

3 命门穴

位置：位于第 2 腰椎棘突下。

取法：在后背正中线上，沿腰部寻找到第 2 腰椎棘突下凹陷处。

疗效：灸此穴可有效缓解肝硬化中期的一些症状。

4 上髎穴

位置：位于髂后上棘与后正中线之间，适对第 1 骶后孔处。

取法：俯卧位，在第 1 骶后孔处取穴。

疗效：灸此穴可有效缓解肝硬化中期小便不利症状。

5 石门穴

位置：位于人体下腹部，前正中线上，当脐中下 2 寸。

取法：在脐下 2 寸，腹中线上，仰卧取穴。

疗效：灸此穴有利于缓解肝硬化的腹胀、小便不利症状。

施灸的操作方法

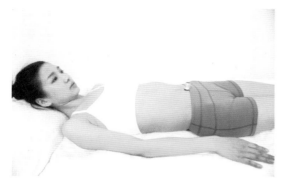

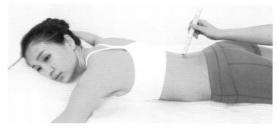

● 用艾条温和灸命门穴

患者取俯卧位，将艾条一端点燃，对准穴位，距离皮肤2~3厘米处进行施灸，以皮肤有温热灸感而无灼痛感为宜。灸此穴20~30分钟，每日1~2次，10次为1个疗程。

● 用艾炷无瘢痕灸肝俞穴、气海穴

患者取俯卧和仰卧位，并在肝俞穴、气海穴上涂抹上适量凡士林，以防止艾炷脱落。然后再将艾炷放在上边，点燃进行施灸，以皮肤潮红无灼痛感为度。等到皮肤有灼痛感时，用镊子除去燃尽的艾炷并更换新的艾炷。每次每穴5~7壮，每天1次，10次为1个疗程，间隔5天再进行下个疗程时。

● 用艾条温和灸上髎穴

患者俯卧，将艾条点燃，找准穴位，在距离皮肤2~3厘米处进行悬灸，以皮肤有温热灸感而无灼痛感为宜。每次20~30分钟，每日1~2次，10次为1个疗程。

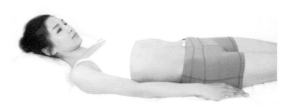

● 用艾炷隔姜灸石门穴

患者取仰卧位，找准穴位。将一片0.3厘米厚的姜片用细针刺上数孔后，敷在石门穴上。然后把艾炷放到姜片中央，点燃即可进行施灸。每次5~9壮，每日1次。

周大夫提醒

可以用艾灸控制肝硬化病症的发展，并可提高机体免疫功能。在患肝硬化时，不要过于惊慌，肝硬化早期患者若能及时进行适当治疗，其病情的进一步恶化有可能被阻止，甚至还可逆转。

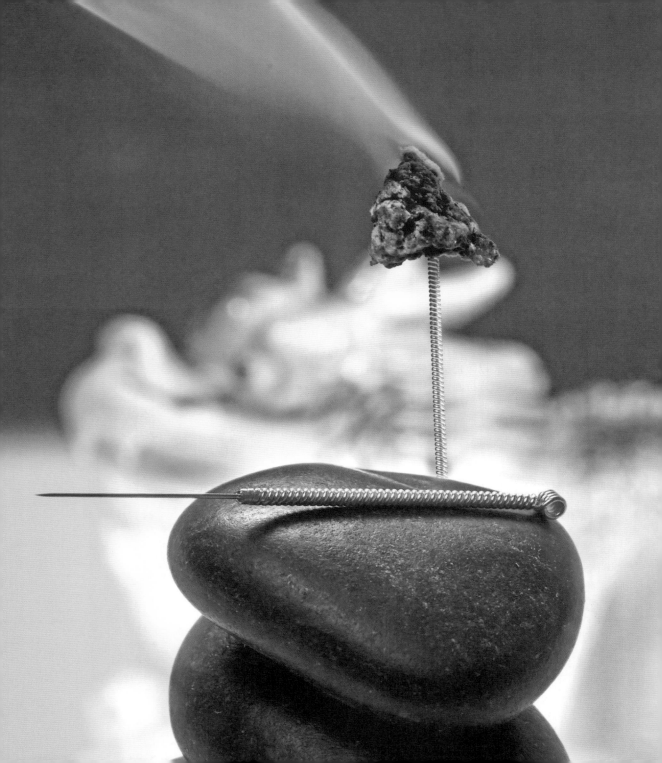

第七章

艾灸治疗
外科常见病症

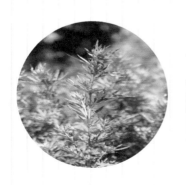
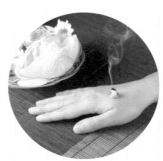
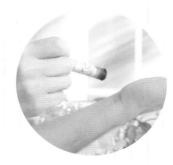

01 颈椎病

灸大椎穴、大杼穴、颈百劳穴、
颈夹脊穴、肩井穴

颈椎病是因颈椎退行性病变，从而导致一系列功能障碍的疾患，主要表现为颈肩痛、头晕头痛、上肢麻木、肌肉萎缩，严重者会出现双下肢痉挛、行走困难，甚至四肢麻痹、大小便障碍等。

艾灸的穴位解析

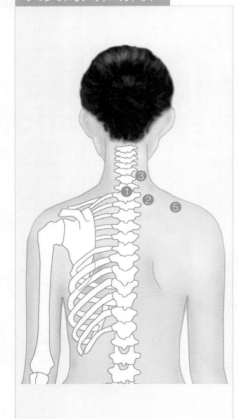

1 大椎穴

位置：位于第7颈椎棘突下凹陷中。

取法：正坐低头，颈部最高点（第7颈椎）下方凹陷处。

疗效：灸此穴可促进血液循环，有效缓解颈椎病引发的肩颈酸痛症状。

2 大杼穴

位置：位于背部，当第1胸椎棘突下，左右旁开1.5寸。

取法：在背部，当第1胸椎棘突下，左右旁开两横指宽处。

疗效：灸此穴可有效缓解颈背部疼痛。

3 颈百劳穴

位置：位于项部，当大椎穴直上2寸，后正中线旁开1寸。

取法：正坐位头稍前倾或俯卧位，大椎穴直上2寸，旁开1寸处取穴。

疗效：灸此穴可有效缓解颈椎病带来的颈项强痛。

4 颈夹脊穴

位置：位于第1胸椎至第5腰椎棘突下，旁开0.5寸。

取法：俯伏或俯卧位，当脊柱棘突间两侧，后正中线旁开0.5寸处取穴

疗效：灸此穴可有效缓解颈椎间盘突出等较严重的颈椎病。

5 肩井穴

位置：位于肩上，前直乳中穴，当大椎与肩峰端连线的中点，即乳头正上方与肩线交接处。

取法：一般采用正坐、俯伏或者俯卧的姿势，在肩上，当大椎穴与肩峰连线的中点取穴。

疗效：灸此穴可有效缓解肩背痹痛、手臂酸痛。

施灸的操作方法

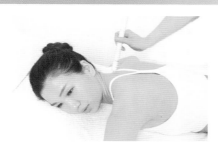

● 用艾条温和灸大椎穴

患者取舒适体位，找准穴位。用艾条对准穴位，在皮肤上方 3~5 厘米的位置进行施灸。以患者皮肤产生温热感而无灼痛感为宜。每次 15~20 分钟，每天 1~2 次。

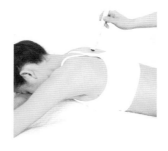

● 用艾炷直接灸大杼穴

患者俯卧，找到大杼穴。将艾条一端点燃，放在穴位上方进行悬灸。以皮肤感觉温热无灼痛感为度，要注意集中精神，防止患者皮肤被艾条烫伤。每次 15~20 分钟，每天 1~2 次。

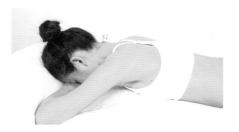

● 用艾炷隔姜灸颈百劳穴

患者正坐位头稍前倾或取俯卧位，取一块新鲜的老姜，切成厚约 0.3 厘米的片状，用针在姜片上扎数个小孔，将艾炷放在上边，点燃进行施灸。当有疼痛感时，可将姜片轻轻抬起，减轻疼痛。每次灸 5~7 壮，每日 1~2 次。

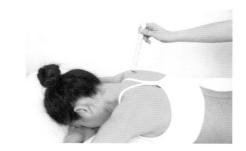

● 用艾条温和灸颈夹脊穴、肩井穴

患者采取俯卧姿势，用艾条对准颈夹脊穴、肩井穴，在皮肤上方 3~5 厘米的位置进行施灸。以患者皮肤产生温热感而无灼痛感为宜。每次 15~20 分钟，每天 1~2 次。

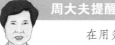
周大夫提醒

在用灸法治疗颈椎病的过程中，应该集中精神，尽最大限度保证施灸疗效，同时也不能烫伤皮肤。在治疗颈椎病时，除了必要的艾灸疗法，还应该注意在平时劳逸结合，并注意颈肩部的保暖，进行适度运动。

02 肩周炎

灸肩髃穴、肩髎穴、臂臑穴、秉风穴、尺泽穴

肩周炎是一种较为常见的病症，主要以肩关节疼痛和活动不便为主要表现。早期肩关节会出现阵发性疼痛现象，常因天气变化及劳累而诱发，以后逐渐发展为持续性疼痛，还会出现加重，昼轻夜重，肩关节活动均受限。

艾灸的穴位解析

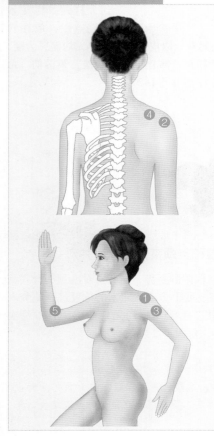

1 肩髃穴

位置：位于肩峰端下缘，当肩峰与肱骨大结节之间，三角肌上部中央。

取法：上臂外展平举，肩关节部即可出现两个凹陷窝，肩峰前下方凹陷窝即是。

疗效：灸此穴可有效缓解因受寒导致的肩周炎。

2 肩髎穴

位置：位于肩髃穴后方，当臂外展时，肩峰后下方凹陷处。

取法：上臂外展平举，肩关节部即可出现两个凹陷窝，后面一个凹陷窝即是。

疗效：灸此穴可有效缓解肩周炎导致的肩臂疼痛。

3 臂臑穴

位置：位于人体上臂外侧，三角肌止点处，当曲池穴与肩髃穴连线上，曲池穴上7寸处。

取法：在三角肌前下缘与肱骨的交点处。

疗效：灸此穴可有效缓解肩周炎引起的关节活动受限。

4 秉风穴

位置：在肩胛部，冈上窝中央，天宗穴直上，举臂有凹陷处。

取法：正坐俯伏位，在肩胛骨冈上窝中点，当天宗穴直上，举臂有凹陷处取穴。

疗效：灸此穴可有效缓解肩周炎所致上肢酸麻、肩胛疼痛。

5 尺泽穴

位置：位于肘横纹中，肱二头肌桡侧凹陷处。

取法：将手臂上举，在手臂内侧中央处粗腱的外侧即是此穴。

疗效：灸此穴可有效治疗肩周炎引起的肩关节疼痛。

施灸的操作方法

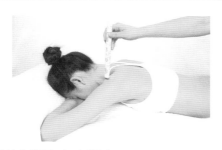

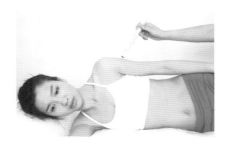

● 用艾条温和灸肩髃穴

患者取侧卧位，将艾条的一端点燃，对准穴位，并使灸条的一端距离皮肤 2~3 厘米进行施灸。以施灸皮肤有温热感而无灼痛感为度，每次 15~20 分钟，每日 1~2 次。

● 用艾条温和灸肩髎穴、臂臑穴

患者取俯卧位和侧卧位，将艾条的一端点燃，对准肩髎穴、臂臑穴，并使灸条的一端距离皮肤 2~3 厘米进行施灸。以皮肤潮红有温热感而无灼痛感为度，每次 15~20 分钟，每日 1~2 次。

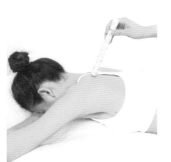

● 用艾条温和灸秉风穴

患者取俯卧位，在胸部以上头部以下可以垫软枕。将艾条点燃，对准秉风穴进行温和灸，以皮肤潮红舒适为宜，每次灸 10~20 分钟即可。

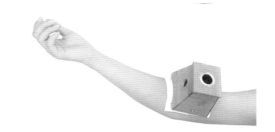

● 用温灸盒灸尺泽穴

患者取正坐、仰掌并微屈肘的取穴姿势，找到穴位，取出温灸盒，将艾条插入温灸盒内，将其点燃。然后将温灸盒放在尺泽穴上。患者感觉有灼热感为度，需要温灸 15~30 分钟。

周大夫提醒

艾灸可祛风、散寒、利湿、活血通络、止痛，如配合康复活动效果更佳。在施灸时，要严防艾火脱落，烫伤皮肤或燃烧被褥等，施灸完毕后必须把艾条、艾炷之火熄灭，以防复燃发生火灾。

03 落枕

灸风门穴、肩井穴、养老穴、
后溪穴、肩中俞穴

落枕是一种常见病，常发于青年。落枕的常见发病经过是在入睡前身体没有任何不适症状，起床之后背部明显酸痛，颈部活动受限。从中可以看出落枕与睡枕及睡眠姿势有密切关系。

艾灸的穴位解析

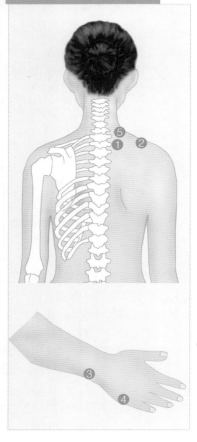

1 风门穴

位置：位于背部，当第2胸椎棘突下，左右旁开1.5寸。

取法：俯卧位，在第2胸椎棘突下，督脉旁开1.5寸处取穴。

疗效：灸此穴可有效缓解寒性落枕。

2 肩井穴

位置：位于肩上，前直乳中穴，当大椎穴与肩峰端连线的中点，即乳头正上方与肩线交接处。

取法：一般采用正坐、俯伏或者俯卧的姿势，在肩上，当大椎穴与肩峰连线的中点取穴。

疗效：灸此穴可有效缓解落枕引发的肩背痹痛。

3 养老穴

位置：位于前臂背面尺侧，当尺骨小头近端桡侧凹陷中。

取法：屈肘，掌心向胸，在尺骨小头的桡侧缘上，与尺骨小头最高点平齐的骨缝中。

疗效：灸此穴可舒筋活络，有效缓解落枕带来的疼痛。

4 后溪穴

位置：在手尺侧，微握拳，第5指掌关节后的远侧掌横纹头赤白肉际。

取法：在小指尺侧，第5掌骨小头后方，当小指展肌起点外缘。

疗效：灸此穴可有效缓解姿势不当引起的落枕。

5 肩中俞穴

位置：位于人体的背部，当第7颈椎棘突下，左右旁开2寸。

取法：前倾坐位或俯伏位，在第7颈椎棘突下，大椎穴（督脉）旁开2寸处取穴。

疗效：灸此穴可有效缓解落枕导致的颈背僵硬疼痛。

施灸的操作方法

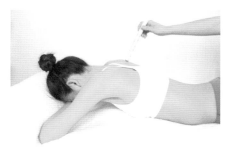

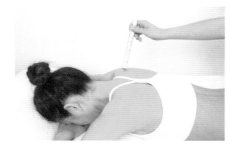

• 用艾条温和灸风门穴

患者采用正坐或俯卧姿势，将艾条一端点燃，对准穴位，在距离皮肤2~3厘米高处进行施灸，以皮肤有轻微灼热感为宜。同时，施灸者可将食指和中指放在穴位周围，以感知温度，防止烫伤。每次15~20分钟，每日1~2次。

• 用艾条回旋灸肩井穴

患者采用端坐或俯卧姿势，不要晃动身体。将艾条一端点燃，距离皮肤适当位置，将艾条左右或者旋转移动，移动范围在3厘米左右。以皮肤温热无灼痛感为度，每次10~15分钟。

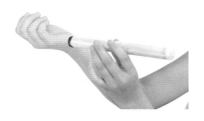

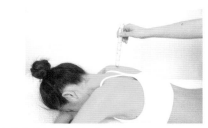

• 用艾条温和灸养老穴、后溪穴

患者采用适当姿势，将艾条一端点燃，对准养老穴、后溪穴，在距离皮肤2~3厘米处进行施灸，以皮肤有轻微灼热感为宜。每次15~20分钟，每日1~2次。

• 用艾条温和灸肩中俞穴

患者采用俯卧姿势，将艾条一端点燃，对准肩中俞穴，在距离皮肤2~3厘米高处进行施灸，以皮肤有轻微灼热感为宜。施灸之前，可在穴位上敷一小薄片姜，可以防止艾灰脱落，烫伤皮肤。每次15~20分钟，每日1~2次。

周大夫提醒

在艾灸治疗落枕时，可利用温灸盒进行整体移动治疗。开始先将其放在肩上大约20分钟，然后慢慢向上移动，最后移到脖子最上部，这个过程大约40分钟，可有效缓解落枕。

04 急性腰扭伤

灸大肠俞穴、阿是穴、阳陵泉穴、
承山穴、委中穴

急性腰损伤为腰部软组织包括肌肉、关节、韧带、筋膜、突关节的急性扭伤。一旦出现腰扭伤，将会出现腰部僵直，难以弯曲与旋转，疼痛剧烈且波及范围大，同时，咳嗽或打喷嚏还会加重疼痛。

艾灸的穴位解析

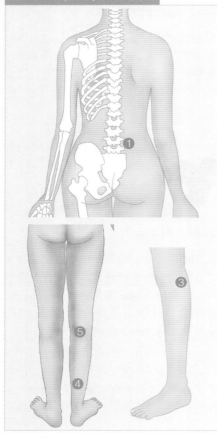

① 大肠俞穴

位置：位于腰部，当第4腰椎棘突下，左右旁开1.5寸。

取法：在腰部，当第4腰椎棘突下，左右两横指宽处即为此穴。

疗效：灸此穴可有效缓解腰痛。

② 阿是穴

位置：位于病变附近，随病而定；或者是在与其距离较远的部位，没有固定的位置和名称。

取法：以痛为腧，有痛处的地方就是此穴。

疗效：灸此穴可有效缓解急性腰损伤带来的疼痛。

③ 阳陵泉穴

位置：小腿外侧，当腓骨小头前下方凹陷中。

取法：正坐屈膝垂足，在腓骨小头前下方凹陷处。

疗效：灸此穴可有效缓解腰痛。

④ 承山穴

位置：位于小腿腓肠肌两侧肌腹下方人字纹处。

取法：俯卧位，下肢伸直，足趾挺而向上，腓肠肌部出现人字陷纹，于其尖下取穴。

疗效：灸此穴可有效缓解腰背疼痛。

⑤ 委中穴

位置：位于腘横纹中点，当股二头肌腱与半腱肌肌腱的中间。

取法：俯卧位，在腘横纹中央，股二头肌腱与半腱肌肌腱的中间处取穴。

疗效：灸此穴可有效治疗腰部疼痛。

施灸的操作方法

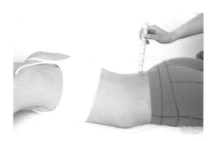

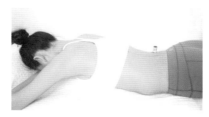

● 用艾柱隔姜灸阿是穴

患者取合适体位，找准痛点。在痛点部位敷上一小薄片新鲜的老姜，要注意应在生姜片上用细针刺上无数个小孔。将花生米般大小的艾柱放在姜片中央，点燃后进行施灸。当皮肤感到不适时，可将姜片抬起，减轻疼痛。然后隔姜施灸4~6壮，施灸完毕后，可在局部回旋揉动皮肤片刻。每日1~2次。

● 用艾条温和灸大肠俞穴

患者取俯卧位，找准穴位。将艾条一端点燃，对准皮肤，在距离皮肤3~4厘米处进行施灸，以施灸部位无灼痛感为宜。每次施灸15~20分钟，每日1~2次。

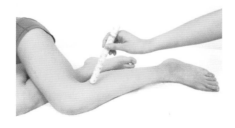

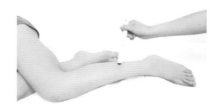

● 用艾条温和灸阳陵泉穴

患者取侧卧或仰卧位，找准穴位。将艾条一端点燃，对准皮肤，在距离皮肤2~3厘米处进行施灸，以施灸部位无灼痛感为宜。每次施灸15~20分钟，每日1~2次。

● 用艾条温和灸承山穴、委中穴

患者取合适体位，找准穴位。将艾条一端点燃，对准承山穴、委中穴，在皮肤之上进行悬灸，以施灸部位无灼痛感为宜。每次施灸15~20分钟，每日1~2次。

周大夫提醒

在隔姜施灸之前，可在痛点处先进行按压，按压时注意力道由轻逐渐加重，不可突然用力，以防损伤皮肤，持续指压2分钟左右，再用指肚轻揉。然后再进行隔姜施灸疗法。在施灸完毕之后，除去姜片，再用手掌在痛点处轻轻地回旋揉动片刻，一般见效显著。

05 风湿性关节炎

灸阿是穴、曲池穴、肝俞穴、肩髎穴、
昆仑穴、膝眼穴、足三里穴

风湿性关节炎是一种常见的急性或慢性结缔组织炎症，属于风湿热的一种表现。可反复发作并累及心脏，多以急性发热及关节疼痛起病。临床上主要以关节和肌肉游走性酸楚、重著、疼痛为特征。

艾灸的穴位解析

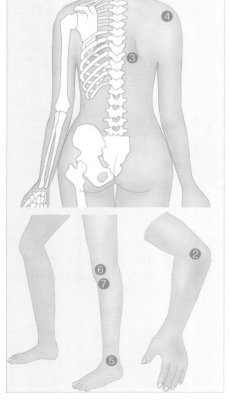

1 阿是穴

位置：位于病变附近，随病而定；或者是在与其距离较远的部位，没有固定的位置和名称。

取法：以痛为腧，有痛处的地方就是此穴。

疗效：灸此穴可有效缓解关节疼痛。

2 曲池穴

位置：位于肘横纹外侧端，屈肘，当尺泽穴与肱骨外上髁连线中点。

取法：屈肘，肘横纹尽处，即肱骨外上髁内缘凹陷处。

疗效：灸此穴可有效缓解风湿性关节炎导致的上肢疼痛、活动受限。

3 肝俞穴

位置：位于背部第9胸椎棘突下，左右旁开1.5寸处。

取法：在第9胸椎棘突下，左右两横指宽处取穴。

疗效：灸此穴可行气止痛，有效缓解关节疼痛。

4 肩髎穴

位置：位于肩髃穴后方，当臂外展时肩峰后下方呈现凹陷处。

取法：上臂外展平举，肩关节部即可出现两个凹陷窝，后面一个凹陷窝即是。

疗效：灸此穴可有效缓解肩关节疼痛。

5 昆仑穴

位置：在足部外踝后方，当外踝尖与跟腱之间的凹陷处。

取法：位于脚踝外侧，在外踝尖与脚跟相连线的中央点。

疗效：灸此穴可散热化气，有效缓解足踝关节及周围软组织疼痛。

⑥ 膝眼穴

位置：位于髌韧带两侧凹陷处，内侧的称内膝眼，
外侧的称外膝眼。

取法：在膝部，将膝盖折成直角时，在其下面凹陷
处即是此穴。

疗效：灸此穴可活血通络、疏利关节，可有效缓解
膝关节疼痛。

⑦ 足三里穴

位置：位于小腿前外侧，当犊鼻下 3 寸，距
胫骨前缘一横指处。

取法：在外膝眼下四横指，胫骨边缘处。

疗效：灸此穴可行气活血，利湿止痛。

施灸的操作方法

● 用艾条回旋灸阿是穴、曲池穴、肩髎穴

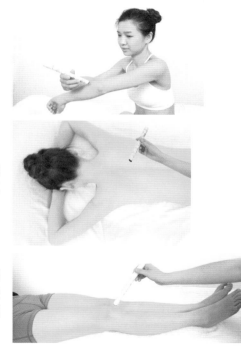

患者分别取痛处以及舒适体位，施灸者点燃艾条，
站在患者一侧，将艾条一端点燃，对准阿是穴、曲池穴、
肩髎穴，距离皮肤 2~3 厘米，将艾条左右或者旋转移动
进行施灸。移动速度要注意把握好，不可过快，以防止
艾灰脱落烫伤皮肤。移动范围应该在 3 厘米左右，每穴
灸 15~20 分钟，每日 1 次，10 日为 1 个疗程。

● 用艾条温和灸肝俞穴

患者采取俯卧姿势。将艾条的一端点燃，然后对准
穴位，在距离皮肤 2~3 厘米处进行悬灸，防止烫伤。以
患者皮肤产生温热感而无灼痛感为宜。每次 20~30 分钟，
每天 1 次，直到疾病缓解。

● 用艾条温和灸昆仑穴、膝眼穴、足三里穴

患者采取合适体位，将艾条的一端点燃，然后对准
昆仑穴、膝眼穴、足三里穴，在距离皮肤 2~3 厘米处进
行悬灸，防止烫伤。以患者皮肤产生温热感而无灼痛感
为宜。每次 20~30 分钟，每天 1 次，直到疾病缓解。

周大夫提醒

艾灸治疗风湿性关节炎可有效缓解局部关节疼痛，针对特定的穴位，还可以调节人
体免疫机能。在治疗时，应该注意谨慎使用艾灸治疗，以免烫伤皮肤。

06 慢性腰肌劳损

灸肾俞穴、腰阳关穴、命门穴、志室穴

慢性腰肌劳损是导致慢性腰腿痛的常见疾病之一，主要指腰骶部肌肉、筋膜、韧带等软组织的慢性损伤，从而进一步导致局部无菌性炎症，引起腰骶部一侧或两侧弥漫性疼痛。发病原因常与职业和工作环境有一定关系。

艾灸的穴位解析

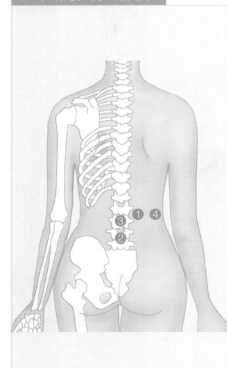

1 肾俞穴

位置：第 2 腰椎棘突下，左右旁开 1.5 寸处。

取法：位于腰部，当第 2 腰椎棘突下，左右旁开两横指处。

疗效：灸此穴可有效缓解腰痛。

2 腰阳关穴

位置：在脊柱区，第 4 腰椎棘突下凹陷中，后正中线上。

取法：俯卧，于后正中线，第 4 腰椎棘突下凹陷中取穴，约与髂嵴相平。

疗效：灸此穴可有效缓解腰骶疼痛。

3 命门穴

位置：在第 2 腰椎棘突下凹陷中。

取法：在后背正中线上，沿腰部寻找到第 2 腰椎棘突下凹陷处。

疗效：灸此穴可有效缓解慢性腰肌劳损导致的腰部酸痛。

4 志室穴

位置：位于腰部，当第 2 腰椎棘突下，左右旁开 3 寸。

取法：俯卧位，平第 2 腰椎棘突下，命门穴（督脉）旁开 3 寸处取穴。

疗效：灸此穴可通气血，缓解腰痛。

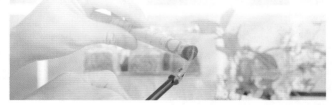

施灸的操作方法

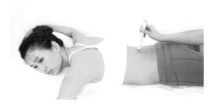

● 用艾条温和灸肾俞穴

患者采取俯卧姿势，将艾条一端点燃，在距穴位皮肤 2~3 厘米处进行熏灸。以皮肤有温热感而无灼痛感为度。每穴 10~20 分钟，每日 1~2 次。

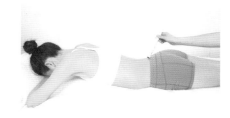

● 用艾条温和灸腰阳关穴

患者采取俯卧姿势，将艾条一端点燃对准穴位，艾条在距皮肤适当位置处进行熏灸。以皮肤有温热感而无灼痛感为度，注意集中精神，尽量减少艾灰脱落。每穴 10~20 分钟，每日 1~2 次。

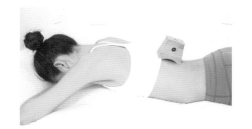

● 用温灸盒灸命门穴

患者取俯卧位，将温灸盒中的内盒取出，装入艾绒，手指轻轻按动艾绒，然后将内盒放入外盒，点燃艾绒，盖上顶盖。在皮肤上敷上几块布料，再将温灸盒放在上边进行温灸。施灸 20~30 分钟即可。

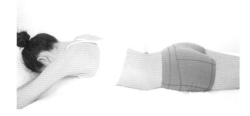

● 用艾炷隔姜灸志室穴

患者取俯卧位，将新鲜的老姜切成约 0.3 厘米厚的薄片，并用针在姜片上扎数十个小孔。将黄豆粒般大小的艾炷放在姜片中央，点燃进行施灸。当有疼痛感时，可将姜片轻轻抬起旋转，以减轻疼痛。每次灸 5~7 壮，每日 1~2 次。

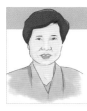

周大夫提醒

灸疗阿是穴时，要注意做到持续不断地灸疗一处痛点，灸到有明显灸感出现，周身或腰部微微出汗。另外，还要注意的是，通常会出现一个阿是穴消失，别处出现新的阿是穴的情况，这时要注意及时调整，一般隔日灸 1 次即可。

07 网球肘

灸曲池穴、阿是穴、肘髎穴、
手三里穴、外关穴

网球肘（肱骨外上髁炎）是指手肘外侧前臂伸肌起点处肌腱发炎疼痛，是过劳性综合征的典型例子。疼痛的产生是由于前臂伸肌重复用力引起的慢性撕拉伤造成的。患者会在用力抓捏或提举物体时感到患部疼痛。

艾灸的穴位解析

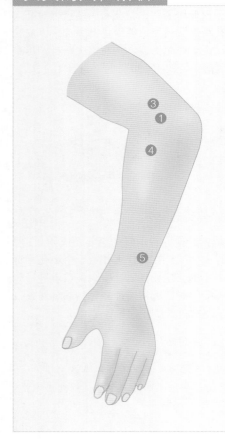

1 曲池穴

位置：位于肘横纹外侧端，屈肘，在尺泽穴与肱骨外上髁连线中点处。

取法：屈肘，肘横纹尽处，即肱骨外上髁内缘凹陷处。

疗效：灸此穴可有效缓解肘关节疼痛。

2 阿是穴

位置：位于病变附近，随病而定；或者是在与其距离较远的部位，没有固定的位置和名称。

取法：以痛为腧，有痛处的地方就是此穴。

疗效：灸此穴可有效治疗肘部外伤疼痛。

3 肘髎穴

位置：在臂外侧，屈肘，曲池穴上方1寸，当肱骨边缘处。

取法：屈肘，在曲池穴外上方1寸，肱骨边缘处取穴。

疗效：灸此穴可有效缓解肘臂部瘓痛。

4 手三里穴

位置：位于前臂背面桡侧，当阳溪穴与曲池穴连线上，肘横纹下2寸。

取法：前臂，手肘弯曲处向前三横指处，在阳溪穴与曲池穴连线上。

疗效：灸此穴可有效缓解上肢不遂。

5 外关穴

位置：位于人体的前臂背侧，手腕横纹向上2寸。

取法：阳池穴与肘尖穴的连线上，腕背横纹上2寸。

疗效：灸此穴可有效缓解肘部酸痛。

施灸的操作方法

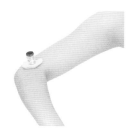

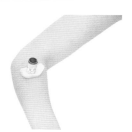

● 用艾炷隔姜灸曲池穴

患者采用正坐侧腕姿势，找到准确的穴位。将新鲜的老姜切成 0.3 厘米厚的薄片，并在其上刺无数小孔，置于皮肤上。将艾炷放在姜片的正中央，以皮肤温热无灼痛感为宜。每次 5~7 壮，每日 1~2 次。

● 用艾炷隔姜灸阿是穴

患者取合适的姿势，找准穴位。将新鲜的老姜切成 0.3 厘米厚的薄片，并在其上刺无数小孔，置于皮肤上。将艾炷放在姜片的正中央点燃施灸，以皮肤温热无灼痛感为宜。每次 5~7 壮，每日 1~2 次。

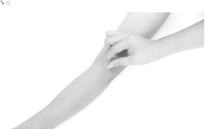

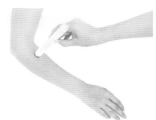

● 用温针灸肘髎穴

患者正坐或仰卧，施灸者取温针刺到穴位上，得气后利用适当的补泻手法将针留下，然后将艾绒均匀裹在针尾上，点燃艾绒进行施灸。等到艾绒烧完后，除去灰烬，取出针。每次燃烧 1~3 团艾绒。

● 用艾条温和灸手三里穴、外关穴

患者采用俯卧或正坐俯掌的姿势，将艾条一端点燃，对准手三里穴、外关穴，在距离皮肤 3~5 厘米处进行施灸，以施灸部位无灼痛感为宜。每次施灸 10~15 分钟，每日 1~2 次。

周大夫提醒

在用艾条温和灸时，可将正红花油均匀涂抹在相应皮肤上，施灸时可以由内向外顺时针旋转灸 15 ~ 30 分钟。整个过程中，每隔 5 分钟涂抹一次正红花油。同时在治疗期间，应使患肢适当休息，腕部更不宜做背伸活动，注意局部保暖。

08 踝关节扭伤

灸阿是穴、解溪穴、太溪穴、丘墟穴、申脉穴

踝关节扭伤是指踝关节韧带损伤或断裂的一种病症，即在外力作用下，关节骤然向一侧活动而超过其正常活动度时，引起关节周围软组织如关节囊、韧带、肌腱等发生撕裂伤。此为骨伤科常见病、多发病，可发生于任何年龄。

艾灸的穴位解析

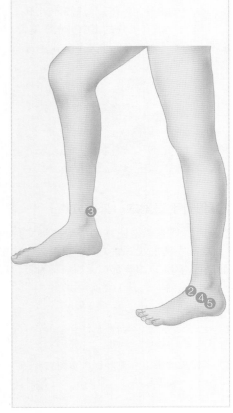

1 阿是穴

位置：位于病变附近，随病而定；或者是在与其距离较远的部位，没有固定的位置和名称。

取法：以痛为腧，有痛处的地方就是此穴。

疗效：灸此穴有效缓解踝关节扭伤带来的疼痛。

2 解溪穴

位置：位于足背踝关节横纹中央凹陷处，当踇长伸肌腱与趾长伸肌腱之间。

取法：在足背与小腿交界处的横纹中央凹陷处。

疗效：灸此穴可舒筋活络，有效缓解踝关节疼痛。

3 太溪穴

位置：位于足内侧，内踝后方，当内踝尖与跟腱之间的凹陷处。

取法：正坐或仰卧，内踝后缘与跟腱前缘的中间，与内踝尖平齐。

疗效：灸此穴可有效缓解踝关节扭伤引起的内踝肿痛。

4 丘墟穴

位置：位于外踝的前下方，当趾长伸肌腱的外侧凹陷处。

取法：正坐垂足着地或侧卧位，在外踝前下方，当趾长伸肌腱的外侧凹陷处取穴。

疗效：灸此穴可有效缓解外踝肿痛。

5 申脉穴

位置：位于人体足外侧部位，外踝正下方凹陷处。

取法：沿着脚外侧摸去，在外踝尖直下0.5寸可感觉到一凹陷处，即为此穴。

疗效：灸此穴可补阳益气，疏导水湿，有效缓解外踝疼痛。

施灸的操作方法

● 用艾条温和灸阿是穴、解溪穴

患者采取合适姿势，将艾条一端点燃，找准想要施灸的阿是穴、解溪穴，在距离皮肤2~3厘米高处进行施灸，以皮肤有轻微灼热感为宜。同时，施灸者可将食指和中指放在穴位周围，以感知温度，防止烫伤。每次15~20分钟，每日1~2次。在施灸时，要保持注意力集中，以免艾灰脱落灼伤皮肤。

● 用温针灸太溪穴

患者可采用正坐、平放足底或仰卧的姿势，施灸者将毫针刺入穴位，再运用适当的补泻手法将其留在穴位之中。然后将艾绒均匀地裹在针尾，点燃艾绒进行施灸。在温针灸时，一定要注意安全。每次燃烧1~3团艾绒即可，燃烧尽之后，清除艾灰，拔出毫针即可。

● 用艾条温和灸丘墟穴、申脉穴

患者采用正坐或仰卧姿势，将艾条一端点燃，找准想要施灸的丘墟穴、申脉穴，在距离皮肤2~3厘米处进行施灸，以皮肤有轻微灼热感为宜。同时，施灸者可将食指和中指放在穴位周围，以感知温度，防止烫伤。每次15~20分钟，每日1~2次。在施灸时，要保持注意力集中，以免艾灰脱落灼伤皮肤。

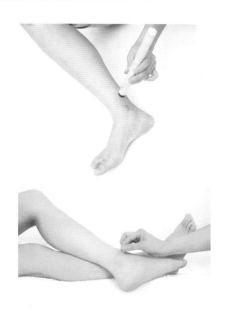

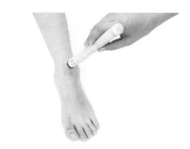

周大夫提醒

在艾灸治疗时，一定要注意安全，以免给患者带来不必要的痛苦。在踝关节扭伤的急性期，可轻揉脚踝痛处，以免加重损伤性出血，同时不要热敷。另外，注意损伤局部应防寒保暖。在扭伤早期，根据病情给予适当固定，1~2周后解除固定，进行功能锻炼。

09 三叉神经痛

灸下关穴、内庭穴、太冲穴、四白穴、
颧髎穴、颊车穴、合谷穴

三叉神经痛是指发生在面部三叉神经分布区域内如放电、刀割样剧烈疼痛的神经性疾病。三叉神经痛可分为原发性三叉神经痛和继发性三叉神经痛两大类，其中原发性三叉神经痛较常见。

艾灸的穴位解析

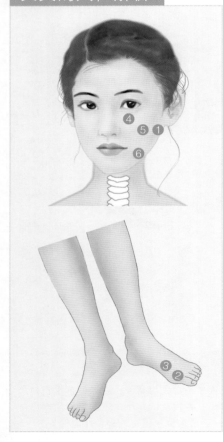

① 下关穴

位置：在颧弓与下颌切迹所形成的凹陷中，张口时隆起处。

取法：正坐或侧伏，在颧弓下缘凹陷处，下颌骨髁状突稍前方，闭口取穴。

疗效：灸此穴可消肿止痛，可有效缓解痰阻血瘀型三叉神经痛。

② 内庭穴

位置：位于足背部，当第2、3趾间，趾蹼缘后方赤白肉际处。

取法：正坐垂足或仰卧位，在第2跖趾关节前方，第2、3趾缝间的纹头处取穴。

疗效：灸此穴可止痛，有效缓解三叉神经疼痛。

③ 太冲穴

位置：位于足背侧，第1、2跖骨结合部之前凹陷处。

取法：正坐垂足或仰卧位，于足背第1、2跖骨之间，跖骨底结合部前方凹陷处，当踇长伸肌腱外缘处取穴。

疗效：灸此穴可平肝泄热，有效缓解肝阳上亢所导致的三叉神经痛。

④ 四白穴

位置：位于人体面部，瞳孔直下，当眶下孔凹陷处。

取法：当双眼平视时，瞳孔正中央下约0.6寸处。

疗效：灸此穴可有效缓解三叉神经痛。

⑤ 颧髎穴

位置：位于面部，当目外眦直下，颧骨下缘凹陷处。

取法：瞳孔直下画一纵线，鼻翼外缘画一条横线，交点即为此穴。

疗效：灸此穴可有效缓解原发性神经痛。

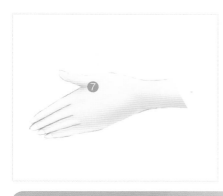

⑥ 颊车穴

位置：位于下颌角前上方约一横指，按之凹陷处，当咀嚼时咬肌隆起最高点处。

取法：正坐或侧伏，开口取穴，在下颌角前上方1横指凹陷中。

疗效：灸此穴可有效缓解气滞血凝引发的三叉神经痛。

⑦ 合谷穴

位置：位于手背，第1、2掌骨之间，约平第2掌骨中点处。

取法：拇指、食指合拢，在肌肉的最高处便是该穴。

疗效：灸此穴可镇静止痛，通经活络，有效缓解疼痛。

施灸的操作方法

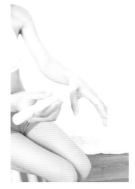

● 用艾条雀啄灸合谷穴、内庭穴、太冲穴

患者取合适体位，将艾条一端点燃，在距离合谷穴、内庭穴、太冲穴之上3厘米左右的位置，将艾条一起一落，上下移动，像鸟啄食般进行施灸。每穴5分钟即可，在施灸时，应该时刻注意防止烫伤皮肤。

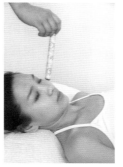

● 用艾条温和灸下关穴、四白穴

患者取仰卧姿势。将艾条的一端点燃，然后对准穴位，在距离皮肤2~3厘米的位置进行悬灸，防止烫伤。以患者皮肤产生温热感而无灼痛感为宜。每次15~20分钟，每天1次，10次为1个疗程，疗程间间隔3日可继续施灸，灸至炎症消失为止。

● 用艾条雀啄灸颧髎穴、颊车穴

患者取仰卧舒适姿势，将艾条一端点燃，在颧髎穴、颊车穴上方3厘米左右的位置，将艾条一起一落，上下移动，像鸟啄食般进行施灸。每次10~15分钟，在施灸时，应该时刻注意防止烫伤皮肤。

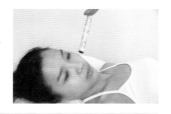

周大夫提醒

面部艾灸时，需要用好一点的艾条，最好手持艾条熏灸。在治疗过程中，还需要自己根据病情慢慢体会。注意循序渐进，把握用量，并且要坚持进行治疗，才会收到好的治疗效果。

10 坐骨神经痛

灸肾俞穴、阿是穴、命门穴、承扶穴、环跳穴、悬钟穴、承山穴、委中穴、大肠俞穴、阳陵泉穴

坐骨神经痛是沿坐骨神经通路即腰、臀部、大腿后侧、小腿后外侧和足外侧发生的疼痛症状群，又属于腰腿痛的范畴，部分是由腰椎突出压迫坐骨神经所致。如疼痛反复发作，日久会出现患侧下肢肌肉萎缩，或出现跛行。

艾灸的穴位解析

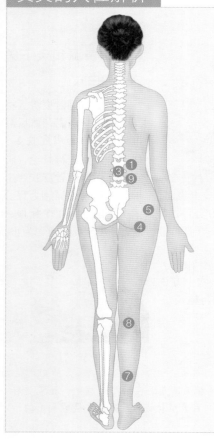

① 肾俞穴

位置：第 2 腰椎棘突下，左右旁开 1.5 寸处

取法：位于腰部，当第 2 腰椎棘突下，左右旁开两横指处。

疗效：灸此穴可有效缓解腰痛。

② 阿是穴

位置：位于病变附近，随病而定；或者是在与其距离较远的部位，没有固定的位置和名称。

取法：以痛为腧，有痛处的地方就是此穴。

疗效：灸此穴可有效缓解坐骨神经痛。

③ 命门穴

位置：第 2 腰椎棘突下。

取法：在后背正中线上，沿腰部寻找到第 2 腰椎棘突下凹陷处即为此穴。

疗效：灸此穴可有效缓解风寒湿痹引发的疼痛。

④ 承扶穴

位置：位于大腿后面，臀下横纹的中点。

取法：在臀部下缘线正中央，左右各一个。

疗效：灸此穴可有效缓解腰骶臀股部疼痛。

⑤ 环跳穴

位置：位于股外侧部股骨大转子最凸点与骶管裂孔连线的外 1/3 与内 2/3 交点处。

取法：侧卧屈股位，在股骨大转子最高点与骶管裂孔的连线上，外 1/3 与中 1/3 的交点处取穴。

疗效：灸此穴可疏通经络，活血止痛，有效缓解腰胯疼痛。

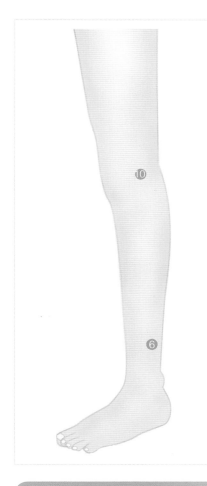

6 悬钟穴

位置：位于小腿外侧，当外踝尖上3寸，腓骨前缘。

取法：手按住外踝，顺着外踝沿着骨头往上推，推到有凹陷的地方即为此穴。

疗效：灸此穴可有效缓解疼痛。

7 承山穴

位置：位于小腿腓肠肌两侧肌腹下方人字纹处。

取法：俯卧位，下肢伸直，足趾挺而向上，腓肠肌部出现人字陷纹，于其尖下取穴。

疗效：灸此穴可运化水湿，固化脾土，有效缓解腰腿疼痛。

8 委中穴

位置：在膝后，腘横纹中点。

取法：俯卧位，在腘横纹中央，股二头肌腱与半腱肌肌腱的中间处取穴。

疗效：灸此穴可有效缓解瘀血阻滞导致的坐骨神经痛。

9 大肠俞穴

位置：位于腰部，当第4腰椎棘突下，旁开1.5寸。

取法：在人体腰部，当第4腰椎棘突下，左右两横指宽处即为此穴。

疗效：灸此穴可有效缓解坐骨神经痛引发的腰痛。

10 阳陵泉穴

位置：在小腿外侧，腓骨小头前下方凹陷处即为此穴。

取法：位于人体的膝盖斜下方，小腿外侧之腓骨小头稍前凹陷。

疗效：灸此穴可降浊除湿，有效缓解腰腿疼痛。

施灸的操作方法

● 用艾炷隔姜灸肾俞穴、大肠俞穴、命门穴

患者采取俯卧位，找到肾俞穴、大肠俞穴、命门穴，取一小片薄薄的姜片，并在上边刺无数均匀的小孔，放在其上。再将艾炷放在姜片上，用线香引燃。以感觉温热无灼痛感为宜，可在感到灼痛时，将姜片抬起，减轻疼痛。每次5~7壮，每日1~2次。

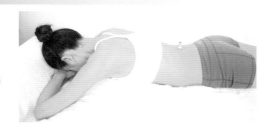

● 用艾条温和灸环跳穴、悬钟穴、阳陵泉穴

患者取侧卧位，将艾条的一端点燃，对准环跳穴、悬钟穴、阳陵泉穴，并使灸条的一端距离皮肤 2~3 厘米进行施灸。以皮肤潮红有温热感而无灼痛感为度，每次 15~20 分钟，每日 1~2 次。

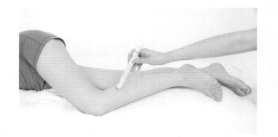

● 用艾炷隔姜灸承山穴、委中穴、承扶穴

患者取俯卧位，找到承山穴、委中穴、承扶穴，取一小片薄薄的姜片，并在上边刺无数均匀的小孔，放在其上。再将艾炷放在姜片上，用线香引燃。以感觉温热无灼痛感为宜，可在感到灼痛时，将姜片抬起，减轻疼痛。每次 5~7 壮，每日 1~2 次。

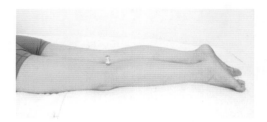

● 用温灸盒灸阿是穴

找到相对应的疼痛点，并使患者选择适当的体位。将温灸盒放在施灸部位的中央位置，将艾条插入温灸盒中，点燃艾条进行施灸。每次 15~30 分钟即可。

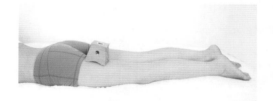

周大夫提醒

在施灸治疗过程中，不可急于求成，半途而废，必须耐心地长期灸下去才能收效。在施灸时，还要注意用量以及施灸时间，灸的时间可以短些，适当多灸几次，以免造成痛苦。

第八章

艾灸治疗
妇科常见病

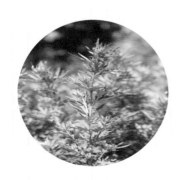
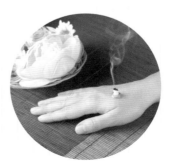
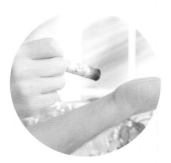

01 月经不调

灸血海穴、归来穴、三阴交穴、
然谷穴、气海穴、关元穴

月经不调是一种常见的妇科疾病，表现为月经周期或出血量异常，或是月经前、经期时腹痛及出现全身症状。血液病、高血压病、肝病、内分泌失调、流产、宫外孕、葡萄胎、生殖道感染、肿瘤等均可引起月经失调。

艾灸的穴位解析

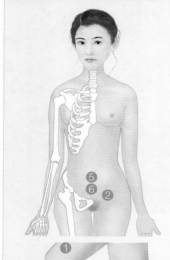
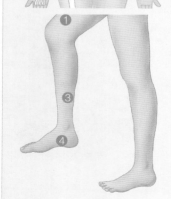

1 血海穴

位置：在大腿内侧，髌底内侧端上2寸，当股四头肌内侧头的隆起处。
取法：正坐屈膝位，在髌骨内上缘上2寸，当股内侧肌突起中点处取穴。
疗效：灸此穴可有效治疗血虚血寒型月经失调。

2 归来穴

位置：位于下腹部，当脐中下4寸，距前正中线2寸。
取法：在腹部，耻骨联合上缘中点1寸，距前正中线2寸。
疗效：灸此穴可有效治疗肾虚型月经不调。

3 三阴交穴

位置：位于内踝尖直上3寸，胫骨后缘。
取法：沿小腿内侧，当足内踝尖上3寸，胫骨内侧缘后方。
疗效：灸此穴可有效缓解因寒伤冲脉引发的月经不调。

4 然谷穴

位置：内踝前下方，足舟骨粗隆下方凹陷中。
取法：正坐或仰卧位，在舟骨粗隆下缘凹陷处取穴。
疗效：灸此穴可有效缓解月经失调血热先期的症状。

5 气海穴

位置：位于体前正中线，脐下1.5寸。
取法：在下腹部，用一条直线连接肚脐与耻骨上方，将其分为十等份，从肚脐往下3/10的位置。
疗效：灸此穴可有效缓解气郁型月经不调。

6 关元穴

位置：位于体前正中线，脐下3寸。
取法：在腹中线上，脐下四横指处。
疗效：灸此穴可有效缓解月经不调气虚先期的症状。

施灸的操作方法

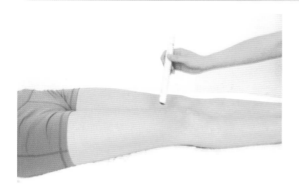

● 用艾条温和灸血海穴、归来穴

患者仰卧，找准穴位。将艾条点燃，对准血海穴、归来穴进行施灸，以皮肤潮红无灼痛感为度。每次灸 15 ~ 20 分钟，每天 1 次。

● 用艾炷隔姜灸然谷穴

患者仰卧或侧卧，准确找到穴位。将新鲜的老姜切成厚约 0.3 厘米的薄片，并在其上刺无数小孔，置于然谷穴上。将艾炷放在姜片的正中央，以皮肤温热无灼痛感为宜。每次 5~10 壮，每日 1 次。

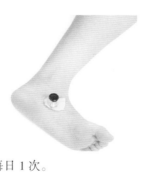

● 用艾炷隔姜灸三阴交穴

患者取仰卧位，将一块新鲜的老姜切成厚约 0.3 厘米的薄片，并在上边用细针刺上数十个小孔，放在穴位上。然后再将一个花生米般大小的艾炷放在姜片上进行施灸。假如感到疼痛，可将姜片抬起旋转几下，继续施灸。每次 5~10 壮，每日 1 次。

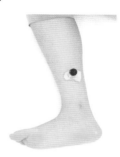

● 用艾炷无瘢痕灸气海穴、关元穴

患者取仰卧位，在气海穴、关元穴处涂上适量凡士林，以便于粘连艾炷，防止脱落。然后再将小型艾炷置于皮肤之上，点燃进行施灸，以皮肤潮红无灼痛感为度。要及时清理燃尽的艾灰，并更换新的艾炷。每次 5~10 壮，每日 1 次，在两次月经中间开始施灸比较有效。

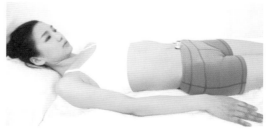

周大夫提醒

在艾灸治疗期间，应该注意气候变化，适当加衣，避免过热过凉招致外邪，引起月经病。同时，注意饮食要有规律，忌生冷寒凉之品，避免脾胃损伤造成月经不调。另外，保持心情舒畅，在一定程度上也对其有着不可小觑的作用。

02 痛经

灸神阙穴、关元穴、中极穴、三阴交穴、行间穴、子宫穴、地机穴

痛经是指女性在经期内及其前后出现小腹或腰部疼痛，甚至痛及腰骶，严重者可伴有手足厥冷、恶心呕吐、冷汗淋漓，甚至昏厥，给工作及生活带来影响。

艾灸的穴位解析

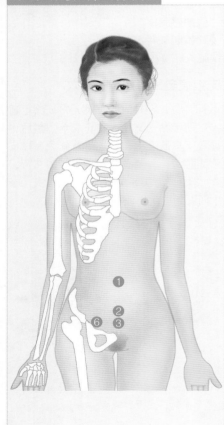

1 神阙穴

位置：位于脐窝正中。

取法：肚脐的正中即是。

疗效：灸此穴可通络止痛，可有效缓解经行不畅。

2 关元穴

位置：位于体前正中线，脐下 3 寸。

取法：在腹中线上，脐下四横指处。

疗效：灸此穴可有效缓解生冷寒凉之品引发的寒湿凝滞型痛经。

3 中极穴

位置：位于下腹部，前正中线上，当脐中下 4 寸。

取法：将耻骨和肚脐连线分为五等份，肚脐向下 1/5 处。

疗效：灸此穴可有效缓解气滞血瘀型痛经。

4 三阴交穴

位置：位于内踝尖直上 3 寸，胫骨内侧缘后方。

取法：正坐或仰卧，沿小腿内侧，当足内踝尖上一夫（3 寸），胫骨内侧缘后方。

疗效：灸此穴可有效缓解痛经引起的小腹胀痛。

5 行间穴

位置：在足背侧，当第 1、2 趾间，趾蹼缘的后方赤白肉际处。

取法：第 1、2 趾间缝隙边缘后方约 2 寸处取穴。

疗效：灸此穴可有效缓解气滞血瘀型痛经。

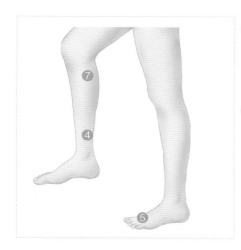

6 子宫穴

位置：在下腹部，当脐中下 4 寸，中极穴旁开 3 寸。

取法：在脐下 4 寸，旁开 3 寸处取穴。

疗效：可调经理气，有效治疗 气血虚弱型痛经。

7 地机穴

位置：位于小腿内侧，当内踝尖与阴陵泉穴的连线上，阴陵泉穴下 3 寸处。

取法：在阴陵泉穴直下 3 寸，阴陵泉穴与三阴交穴的连线上。

疗效：可有效缓解下腹胀痛、痉挛性疼痛。

施灸的操作方法

● 用艾炷隔姜灸神阙穴

患者取仰卧位，取一片约 0.5 厘米厚、直径约 3 厘米的新鲜老姜片，并用针穿刺数孔，放在神阙穴上，将黄豆般大小的艾炷放在姜片中间，点燃施灸。当艾炷燃尽，更换新的艾炷再灸。若患者感觉灼热时，可移动姜片，灸至局部皮肤红晕和湿润，并无灼痛感为宜。在月经前 7 天开始治疗，每次灸 6~8 壮，每天 1 次，连续治疗 3~5 个月经周期。

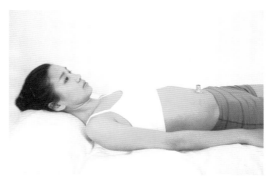

● 用艾炷隔姜灸关元穴、中极穴、子宫穴

患者取仰卧位，取一小片新鲜老姜片，并用针穿刺数孔，放在施灸穴位上，将黄豆般大小的艾炷放在姜片中间，点燃施灸。当艾炷燃尽，更换新的艾炷再灸。若患者感觉灼热时，可移动姜片，避免灼痛感。在月经前 7 天开始治疗，每次灸 6~8 壮，每天 1 次，连续治疗 3~5 个月经周期。

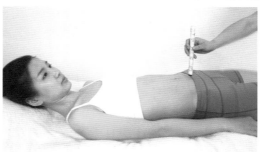

● 用艾炷无瘢痕灸三阴交穴、行间穴

患者取合适体位，找准穴位。在施灸的部位涂上适量凡士林，以防止艾炷脱落。然后再将小型艾炷置于皮肤之上，点燃进行施灸，以皮肤潮红无灼痛感为度。要及时清理燃尽的艾灰，并更换新的艾炷，以防止烫伤皮肤。在两次月经中间施灸，每次 3~5 壮，每天 1 次。

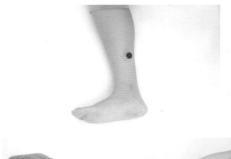

● 用艾条温和灸地机穴

患者正坐或侧卧，将艾条一端点燃，在距离皮肤 2~3 厘米处进行施灸。以皮肤出现温热酸胀感，局部皮肤潮红为度。每穴 10~20 分钟，每日 1~2 次。

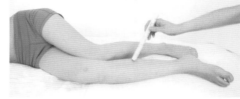

周大夫提醒

痛经一般有原发性和继发性之分，患者在进行艾灸治疗过程中，还要注重自我调理，改善自身体质，增加机体抵抗力。这就需要规律的生活、适度的运动、保持均衡营养、充足的睡眠以及愉悦的心情。

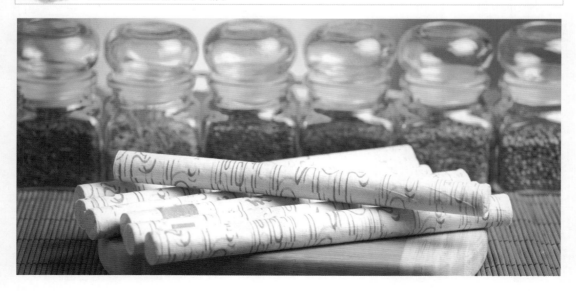

03 闭经

灸膈俞穴、脾俞穴、足三里穴、
三阴交穴、地机穴、太冲穴

闭经是妇科疾病中常见的症状，可由各种原因引起。通常可分为原发性和继发性两种。闭经还常常导致低热、盗汗以及乏力、头痛，视物不清、泌乳、便秘、不耐冷、心动过缓、低血压等症状。

艾灸的穴位解析

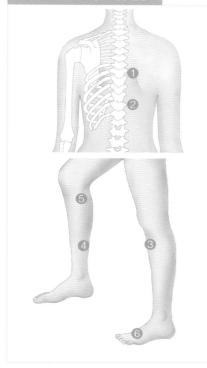

① 膈俞穴

位置：位于背部，第 7 胸椎棘突下，左右旁开 1.5 寸。
取法：在背部，当第 7 胸椎棘突下，左右旁开两横指宽处。
疗效：灸此穴可活血化瘀，有效缓解血虚型经闭。

② 脾俞穴

位置：位于背部，第 11 胸椎棘突下，左右旁开 1.5 寸。
取法：在背部，当第 11 胸椎棘突下，左右旁开两横指宽处。
疗效：灸此穴可有效缓解闭经引发的脾胃衰弱。

③ 足三里穴

位置：位于小腿前外侧，当犊鼻下 3 寸，距胫骨前缘一横指处。
取法：在外膝眼下四横指，胫骨边缘处。
疗效：灸此穴可有效缓解闭经所致小腹胀痛、便秘口干症状。

④ 三阴交穴

位置：位于内踝尖直上 3 寸，胫骨内侧缘后方。
取法：正坐或仰卧，沿小腿内侧，当足内踝尖上一夫（3 寸），胫骨内侧缘后方即是。
疗效：灸此穴有效缓解寒凝血滞引发的闭经。

⑤ 地机穴

位置：位于小腿内侧，当内踝尖与阴陵泉穴的连线上，阴陵泉穴下 3 寸处。
取法：在阴陵泉穴直下 3 寸，阴陵泉穴与三阴交穴的连线上。
疗效：灸此穴可有效缓解气滞血瘀型闭经。

⑥ 太冲穴

位置：位于足背侧，第 1、2 跖骨结合部之前凹陷处。
取法：正坐垂足或仰卧位，于足背第 1、2 跖骨之间，跖骨底结合部前方凹陷处，当踇长伸肌腱外缘处取穴。
疗效：灸此穴可有效缓解血瘀闭经。

施灸的操作方法

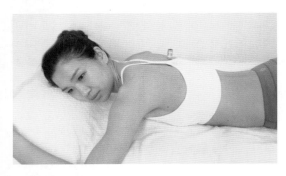

● 用艾炷隔姜灸膈俞穴、脾俞穴

患者取俯卧位，取鲜生姜切成厚约 0.2 厘米的薄片，并用细针扎数孔，放在膈俞穴、脾俞穴上，然后将艾炷放在姜片上，再点燃艾炷顶端，使局部有温热舒适感为宜，感觉穴位有灼痛感时更换艾炷，每穴灸 5 ~ 7 壮，逐日或隔日 1 次，10 次为 1 个疗程。

● 用艾炷隔姜灸地机穴、太冲穴

患者根据穴位采取合适体位，将鲜生姜切成约厚 0.2 厘米的薄片，用针扎数孔，放在地机穴、太冲穴上，然后将艾炷放于姜片上，再点燃艾炷顶端，使局部有温热舒适感，当局部感觉灼烫时更换新的艾炷，灸 5 ~ 7 壮。逐日或隔日 1 次，10 次为 1 个疗程。

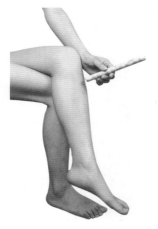

● 用艾条温和灸足三里穴、三阴交穴

患者取舒适坐姿，将艾条的一端点燃，对准足三里穴、三阴交穴，距皮肤 2~3 厘米处进行施灸，使局部有温热舒适感。每穴灸 10 ~ 15 分钟，至皮肤微红温热为宜。每日 1 次，10 次为 1 个疗程。

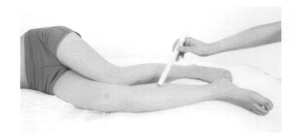

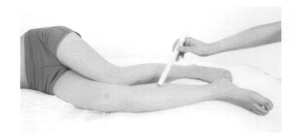

周大夫提醒

灸法对功能性失调闭经疗效较好，在艾灸治疗的同时，配合中药效果更为显著。闭经后应该注意加强营养，增强体质，保持心情愉快，注意适当休息。

04 带下病

灸关元穴、肾俞穴、次髎穴、带脉穴、隐白穴、三阴交穴

带下病是带下量明显增多，色、质、味发生异常，并伴有全身或局部症状的疾病。主要是脏腑功能失常，湿从内生；或下阴直接感染湿毒虫邪，致使湿邪损伤任带，使任脉不固，带脉失约，带浊下注胞中，流溢于阴窍所致。

艾灸的穴位解析

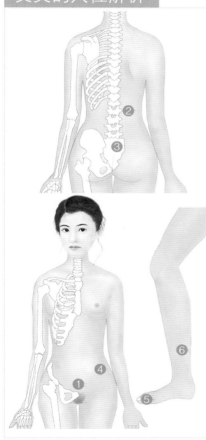

1 关元穴

位置：位于体前正中线，脐下3寸。

取法：在腹中线上，脐下四横指处。

疗效：灸此穴可有效缓解黄白带下。

2 肾俞穴

位置：第2腰椎棘突下，左右旁开1.5寸。

取法：位于腰部，当第2腰椎棘突下，左右旁开两横指宽处。

疗效：灸此穴可治疗肾虚型带下病。

3 次髎穴

位置：位于髂后上棘下与后正中线之间，适对第2骶后孔中。

取法：在第2骶后孔处，脊椎骨的末端向上数第3骶，大约三横指处。

疗效：灸此穴可补益虚损，有效缓解带下清稀症状。

4 带脉穴

位置：位于腋中线，第11肋游离端下，即章门穴下1.8寸。

取法：在侧腹部，章门穴下1.8寸处。

疗效：灸此穴可健脾渗湿，止赤白带下。

5 隐白穴

位置：足大趾内侧，趾甲角旁开0.1寸。

取法：正坐垂足或仰卧，在足大趾内侧，距趾甲角0.1寸处取穴。

疗效：灸此穴可补脾益气、除湿止带。

6 三阴交穴

位置：位于内踝尖直上3寸，胫骨内侧缘后方。

取法：正坐或仰卧，沿小腿内侧，当足内踝尖上一夫（3寸），胫骨内侧缘后方即是。

疗效：灸此穴可有效缓解脾虚带下症状。

施灸的操作方法

● 用艾炷无瘢痕灸关元穴、肾俞穴

患者分别采取仰卧位和俯卧位，在关元穴、肾俞穴涂上适量凡士林，以加强艾炷与皮肤的粘连性，防止艾炷脱落。然后再将绿豆粒般大小的艾炷置于皮肤之上，点燃进行施灸，以皮肤潮红无灼痛感为度。要及时清理燃尽的艾灰，并更换新的艾炷，以防止烫伤皮肤。每次 3~5 壮，每天 1 次，10 次一疗程。

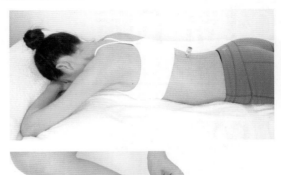

● 用艾条温和灸次髎穴

患者采取俯卧位，将艾条的一端点燃，对准穴位，使灸条的一端距离皮肤 2~3 厘米进行施灸。以施灸皮肤有温热感而无灼痛感为度，要注意及时清理艾灰。每次 20~30 分钟，每日 1 次，15 次为 1 个疗程。

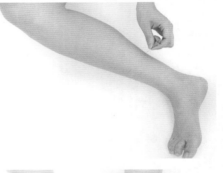

● 用温针灸带脉穴、三阴交穴

患者取侧卧位，将毫针刺入带脉穴、三阴交穴，再利用适当的补泻手法将其固定在皮肤中。然后将艾绒裹在针头上，点燃进行施灸。每次施灸 1~3 团艾绒。之后清除灰烬，拔出毫针即可。

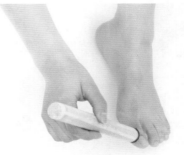

● 用艾条温和灸隐白穴

患者取合适体位，将艾条点燃后，将艾头对准穴位处，相距约 1 寸，以局部皮肤感到温热潮红为度。每次灸 15 分钟，每天 1 次，连续 10 天为一疗程。

周大夫提醒

带下病主要是肝气郁积、脾气虚弱、湿气侵入及热邪侵袭所引起，因而认为带下病大多是湿证。在艾灸治疗时，应该持续进行，治疗过程不可间断，否则将达不到祛湿止带的效果。

05 产后缺乳

灸膻中穴、乳根穴、少泽穴、足三里穴、期门穴、太冲穴

产后缺乳即是产妇在哺乳时乳汁量少或没有乳汁，不足以甚至不能喂养婴儿。其中缺乳的程度和情况也各不相同，总之都不能满足婴儿的需求。乳汁的分泌与乳母的精神、情绪、营养状况、休息和劳动都有关系。

艾灸的穴位解析

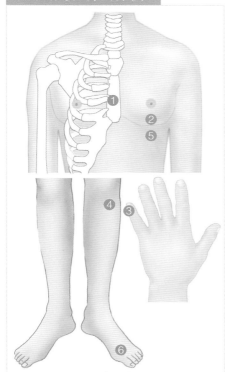

1 膻中穴

位置：位于胸部，前正中线上，平第 4 肋间隙。

取法：在前正中线上，沿着两乳头间连线的中点取穴。

疗效：灸此穴可有效缓解气血虚弱型产后缺乳。

2 乳根穴

位置：位于人体的胸部，当乳头直下，乳房根部，当第 5 肋间隙，距前正中线 4 寸。

取法：在乳头中央直下一肋间处。

疗效：灸此穴可有效缓解痰湿壅阻型产后缺乳。

3 少泽穴

位置：在小指末节尺侧，距指甲角 0.1 寸。

取法：微握拳，掌心向下，伸小指，在小指尺侧，距指甲角 0.1 寸处取穴。

疗效：灸此穴可有效缓解产后乳汁分泌不足。

4 足三里穴

位置：位于小腿前外侧，当犊鼻下 3 寸，距胫骨前嵴一横指处。

取法：位于外膝眼下四横指，胫骨边缘处。

疗效：灸此穴可有效缓解气血虚弱型产后缺乳。

5 期门穴

位置：位于胸部，当乳头直下，第 6 肋间隙，前正中线旁开 4 寸。

取法：在乳中线上，乳头下两肋，第 6 肋间隙处取穴。

疗效：灸此穴可有效缓解产后缺乳造成的胸胁胀闷，抑郁不乐。

6 太冲穴

位置：位于足背侧，第 1、2 跖骨结合部之前凹陷处。

取法：正坐垂足或仰卧位，于足背第 1、2 跖骨之间，跖骨底结合部前方凹陷处，当踇长伸肌腱外缘处取穴。

疗效：灸此穴可有效缓解肝郁气滞型产后缺乳。

施灸的操作方法

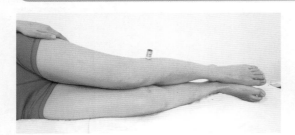

• 用艾炷无瘢痕灸少泽穴、足三里穴

患者取合适体位，在穴位上涂抹一层凡士林，以便于粘连艾炷。将小型艾炷放在少泽穴、足三里穴上，以皮肤无灼痛感为宜。当患者感觉有灼痛感时，用镊子将艾炷去掉，更换新的艾炷。每穴灸 3~5 壮，每天 1 次。

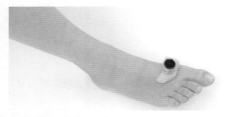

• 用艾炷隔姜灸太冲穴

患者端坐，将脚面向上，找准穴位。将新鲜的老姜切成厚约 0.3 厘米的薄片，并在其上刺无数小孔，置于皮肤上。将艾炷放在姜片的正中央，以皮肤温热无灼痛感为宜。每次 3~5 壮，每日 1 次。

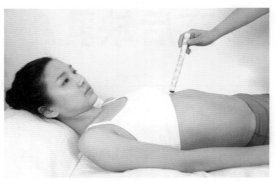

• 用艾条雀啄灸期门穴

患者仰卧，将艾条一端点燃，对准穴位，在皮肤上方，像鸟雀啄食一样，通过上下距离不固定，进行一上一下地施灸。这时要注意把握好力度，避免烫伤皮肤。每次 5~10 分钟，每日 1 次。

• 用温灸盒灸膻中穴、乳根穴

患者取仰卧位，在施灸时，将温灸盒放在膻中穴、乳根穴上，然后将艾条插入灸盒内点燃，进行施灸。以皮肤潮红有温热感为宜，每穴10~20 分钟，每日 1 次。

周大夫提醒

艾灸对乳汁缺少有较好的效果，不过，在施灸治疗的过程中，产妇应保持心情放松，应在早期喂乳、定时喂乳，促进乳汁分泌。同时，还应多食富含蛋白的食物和蔬菜，补充相应的营养汤类。

06 子宫脱垂

灸关元穴、维胞穴、百会穴、气海俞穴、足三里穴

子宫脱垂是指子宫沿阴道下降，子宫颈外口达坐骨棘水平以下，甚至子宫全部脱出阴道外。子宫脱垂者通常会阴道膨出，或伴有膀胱膨出、直肠膨出。急性子宫脱垂时可发生下腹剧痛、面色苍白、出冷汗、恶心呕吐等症状。

艾灸的穴位解析

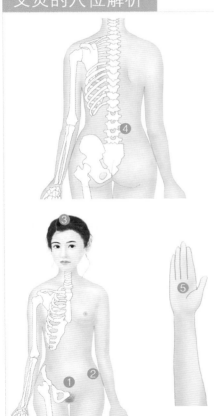

① 关元穴

位置：位于体前正中线，脐下 3 寸。

取法：在腹中线上，脐下四横指处。

疗效：灸此穴可有效缓解肾虚型子宫脱垂。

② 维胞穴

位置：位于前正中线，脐下 3 寸，旁开 6 寸处，当髂前上棘内下方凹陷处。

取法：在髂前上棘下方凹陷处。

疗效：灸此穴可有效缓解子宫下脱程度。

③ 百会穴

位置：在头部，当前发际正中直上 5 寸，前顶穴后 1.5 寸。

取法：取穴时，在头顶正中线与两耳尖连线的交点处。

疗效：灸此穴可有效缓解中气下陷、清阳不升。

④ 气海俞穴

位置：在第 3 腰椎棘突下，左右旁开 1.5 寸处。

取法：在背部，第 3 腰椎棘突下，左右旁开两横指宽处取穴。

疗效：灸此穴可有效缓解脾虚型子宫脱垂。

⑤ 足三里穴

位置：位于小腿前外侧，当犊鼻穴下 3 寸，距胫骨前缘一横指处。

取法：在外膝眼下四横指，胫骨边缘处。

疗效：灸此穴可有效缓解湿热型子宫脱垂。

施灸的操作方法

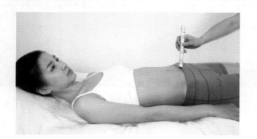

● **用艾条温和灸关元穴**

患者取仰卧姿势。将艾条的一端点燃，然后对准穴位，在距离皮肤 2~3 厘米的位置进行悬灸，防止烫伤。以患者皮肤产生温热感而无痛感为宜。每次 10~15 分钟，每天 1 次，15 次为 1 个疗程。

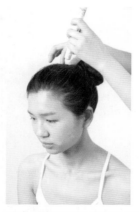

● **用艾条温和灸百会穴**

患者正坐仰头，将穴位处的头发尽可能分在一边，以免施灸时造成阻碍或烧着头发。将艾条一端点燃，对准百会穴进行施灸，以皮肤温热无灼痛感为度。每次 10~15 分钟，每日 1 次。

● **用艾条温和灸维胞穴**

患者取仰卧位，将艾条的一端点燃，然后对准穴位，在距离皮肤 2~3 厘米的位置进行悬灸，防止烫伤。以患者皮肤产生温热感而无灼痛感为宜。每次 10~15 分钟，每天 1 次，10 次一疗程，疗程间间隔 5 天。

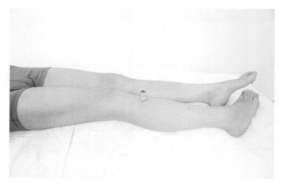

● **用艾炷隔姜灸气海俞穴、足三里穴**

患者分别取俯卧位和仰卧位。将新鲜的老姜切成厚约 0.3 厘米的薄片，用细针在其上刺无数小孔，然后置于气海俞穴、足三里穴。将艾炷放在姜片的正中央，点燃进行施灸，以皮肤温热无灼痛感为宜。每次 10 壮，每日 1 次，10 次一疗程，休息 5 日继续施灸。

周大夫提醒

艾灸治疗子宫脱垂的有效穴还有中脘穴、阳池穴。在施灸治疗的同时，当然要注意自身的卫生保健，采取治疗、营养、休息相结合的综合措施。

07 外阴瘙痒症

灸大肠俞穴、中膂俞穴、足三里穴、
三阴交穴、阴廉穴、蠡沟穴

外阴瘙痒是外阴各种不同病变所引起的一种自觉症状，为许多皮肤病所共有。本症一般可分为局限性、全身性两大类。严重时患者坐卧不安，以致影响生活和工作。

艾灸的穴位解析

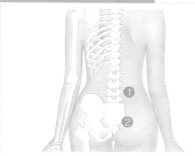

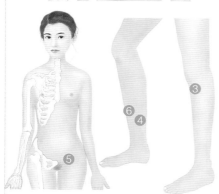

1 大肠俞穴

位置：位于腰部，当第4腰椎棘突下，左右旁开1.5寸。
取法：在人体的腰部，当第4腰椎棘突下，左右旁开两横指宽处。
疗效：灸此穴可有效缓解肝经湿热引起的外阴瘙痒。

2 中膂俞穴

位置：在骶部，当骶正中嵴旁1.5寸，平第3骶后孔。
取法：平第3骶后孔，督脉旁两横指宽处取穴。
疗效：灸此穴可有效缓解外阴瘙痒。

3 足三里穴

位置：位于小腿前外侧，当犊鼻穴下3寸，距胫骨前缘一横指。
取法：在外膝眼下四横指，胫骨边缘。
疗效：灸此穴可有效改善外阴瘙痒导致的胸闷不适。

4 三阴交穴

位置：位于内踝尖直上3寸，胫骨内侧缘后方。
取法：小腿内侧，足内踝尖上四横指处（3寸），胫骨内侧缘后方即是。
疗效：灸此穴可健脾化湿杀虫，减轻瘙痒症状。

5 阴廉穴

位置：大腿内侧，当气冲穴直下2寸，大腿根部。
取法：在大腿根部，气冲穴直下2寸，内收长肌的前缘。
疗效：灸此穴可收引水湿，降低灼热疼痛感。

6 蠡沟穴

位置：在小腿内侧，当足内踝尖上5寸，胫骨内侧面的中央。
取法：正坐或仰卧位，先在内踝尖上5寸的胫骨内侧面上作一水平线，当胫骨内侧面的后中1/3交点处取穴。
疗效：灸此穴可疏肝行气，通络止痒。

施灸的操作方法

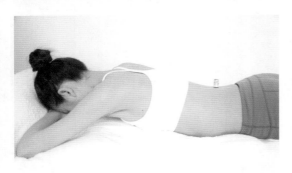

● 用艾炷瘢痕灸大肠俞穴、中膂俞穴

患者取俯卧位，在大肠俞穴、中膂俞穴上涂抹少量的蒜汁，然后将艾炷置于其上，将其点燃进行施灸。在施灸时，为了尽可能减轻灼烧皮肤的疼痛，可在施灸的皮肤周围进行轻拍。几周过后，灸疮便会结痂脱落并留下瘢痕。每次5~7壮，每月1次，3次一疗程。

● 用艾条温和灸阴廉穴

患者取仰卧位，将艾条的一端点燃，对准施灸皮肤，并使灸条的一端距离皮肤2~3厘米进行施灸。以皮肤潮红有温热感而无灼痛感为度，每次5~10分钟，每日1次，15日一疗程。

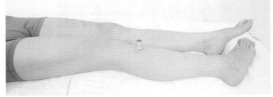

● 用艾炷隔姜灸足三里穴、三阴交穴

患者取仰卧位和侧卧位，找准穴位。将新鲜老姜切成厚约0.3厘米的薄片，用细针在上边刺无数小孔，敷于足三里穴、三阴交穴上。然后将艾炷放在姜片的中间位置，将其点燃即可进行施灸。每次3~5壮，每日1次，15次一疗程。

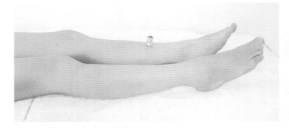

● 用艾炷隔姜灸蠡沟穴

患者取仰卧位或侧卧位，找准穴位。将新鲜老姜切成厚约0.3厘米的薄片姜，用细针在上边刺无数小孔，敷于穴位上。然后将艾炷放在姜片的中间位置，将其点燃即可进行施灸。每次3~5壮，隔日1次，15次一疗程。

周大夫提醒

在艾灸治疗过程中，不但要坚持施灸，还要注意饮食，以最大限度地调节身体平衡。要多吃一些富含蛋白质和糖类的食物，多饮水，多吃新鲜的水果和蔬菜；不要吃辛辣刺激类食物和油腻食物，当然也不要吸烟和饮酒。

08 女性不孕症

灸关元穴、气户穴、神阙穴、子宫穴、中极穴、太冲穴

女性不孕症是指夫妻未采取避孕措施正常同居一年而未妊娠的现象。不孕症可分为原发性不孕及继发性不孕。

艾灸的穴位解析

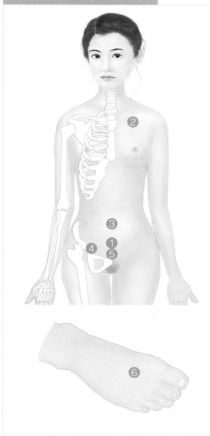

1 关元穴

位置：位于体前正中线，脐下 3 寸。

取法：在腹中线上，脐下四横指处。

疗效：灸此穴可有效缓解子宫虚寒型不孕。

2 气户穴

位置：位于人体胸部，当锁骨中点下缘，距前正中线 4 寸。

取法：仰卧位，乳头直上，与锁骨交点处下缘即为此穴。

疗效：灸此穴可有效缓解血虚宫寒型不孕。

3 神阙穴

位置：位于脐窝正中。

取法：肚脐正中即为此穴。

疗效：灸此穴可有效缓解肾精亏虚、血虚宫寒型不孕。

4 子宫穴

位置：在下腹部，当脐中下 4 寸，中极穴旁开 3 寸。

取法：在脐下 4 寸，旁开 3 寸处取穴。

疗效：灸此穴可调经理气，有效治疗不孕症。

5 中极穴

位置：位于下腹部，前正中线上，当脐中下 4 寸处。

取法：将耻骨和肚脐连线分为五等份，肚脐向下 1/5 处。

疗效：灸此穴可有效缓解不孕症引起的月经不调、小便清长等症状。

6 太冲穴

位置：位于足背侧，第 1、2 跖骨结合部之前凹陷处。

取法：正坐垂足或仰卧位，于足背第 1、2 跖骨之间，跖骨底结合部前方凹陷处，当踇长伸肌腱外缘处取穴。

疗效：灸此穴可有效治疗气结痰浊、瘀阻胞脉型不孕症。

施灸的操作方法

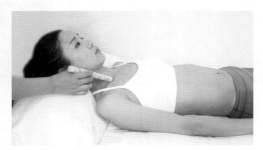

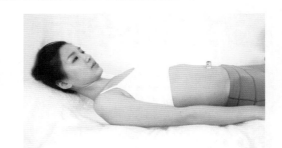

● 用艾条温和灸关元穴、气户穴

患者取仰卧位，将艾条的一端点燃，对准关元穴、气户穴，并使灸条的一端距离皮肤有2~3厘米进行施灸。以施灸皮肤有温热感而无灼痛感为度，每次15~20分钟，每日1次，10次为1个疗程。

● 用艾炷隔盐灸神阙穴

患者取仰卧位，将适量盐填平肚脐，将花生大小的艾炷放在盐上，用线香将艾炷点燃。感觉皮肤发烫时将艾炷去除，以腹内温热舒适为度。每次3~5壮，每日1次。

● 用艾条温和灸中极穴、太冲穴

患者分别取仰卧位和正坐位，将艾条的一端点燃，对准中极穴、太冲穴，并使灸条的一端距离皮肤2~3厘米进行施灸。以施灸皮肤有温热感而无灼痛感为度，每次15~20分钟，每日1次，10次为1个疗程。

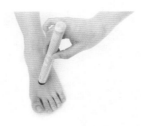

● 用温针灸子宫穴

患者取仰卧位，先将毫针刺到穴位上，运用补泻手法将针留在穴位上，然后将艾绒均匀裹在针尾上，进行施灸。等到艾绒烧完后，除去灰烬，取出毫针。根据病情不同，可施灸3~5壮，每日1次。

周大夫提醒

对于女性不孕症，艾灸法治疗效果较好，在艾灸治疗之前应查清引起不孕症的原因，根据不同病因给予治疗。假如可以结合中药进行辅助治疗，则会缩短疗程，效果更佳。

09 习惯性流产

灸气海穴、关元穴、肾俞穴、太溪穴、足三里穴

习惯性流产是指连续自然流产 3 次及 3 次以上者。近年常用复发性流产取代习惯性流产，改为 2 次及 2 次以上的自然流产。其症状以阴道出血、阵发性腹痛为主。

艾灸的穴位解析

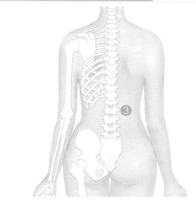
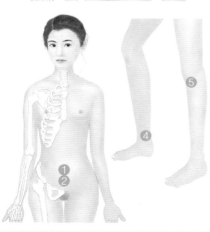

❶ 气海穴

位置：位于体前正中线，脐下 1.5 寸。

取法：在下腹部，用一条直线连接肚脐与耻骨上方部位，将其分成十等份，从肚脐向下 3/10 的位置即为此穴。

疗效：灸此穴可有效缓解气血虚弱引起的习惯性流产。

❷ 关元穴

位置：位于体前正中线，脐下 3 寸。

取法：在腹中线上，脐下四横指处。

疗效：灸此穴可有效缓解面色苍白、神疲等症状。

❸ 肾俞穴

位置：第 2 腰椎棘突下，左右旁开 1.5 寸。

取法：位于腰部，当第 2 腰椎棘突下，左右旁开两横指宽处。

疗效：灸此穴可有效缓解肾阴亏虚引起的习惯性流产。

❹ 太溪穴

位置：位于足内侧，内踝后方，当内踝尖与跟腱之间的凹陷处。

取法：正坐或仰卧，内踝后缘与跟腱前缘的中间，与内踝尖平齐。

疗效：灸此穴可有效缓解伴随习惯性流产而来的小便频数、头晕耳鸣症状。

❺ 足三里穴

位置：位于小腿前外侧，当犊鼻下 3 寸，距胫骨前缘一横指。

取法：在外膝眼下四横指，胫骨边缘处。

疗效：灸此穴可有效缓解肾气不足引发的习惯性流产。

施灸的操作方法

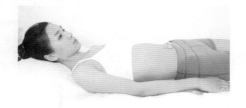

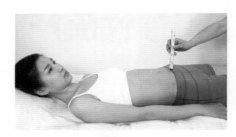

● **用艾炷隔附子灸气海穴**

患者取仰卧位，取 0.3 厘米左右厚的附子片，浸透水后在中间用针刺数个针孔，放在穴位上，然后在附子片上放置黄豆大的艾炷进行施灸，以局部有温热舒适感或稍有红晕为度。每次 3~5 壮，隔日或 3 日 1 次，每月 10 次。

● **用艾条温和灸关元穴**

患者取仰卧位，将艾条的一端点燃，在距离穴位 2~3 厘米的高度进行悬灸，防止艾灰脱落烫伤皮肤。以患者的皮肤产生温热感而无灼痛感为宜。每次 15 分钟，每天 1 次，10 次为 1 个疗程。

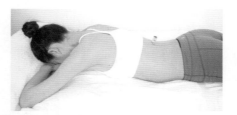

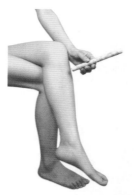

● **用艾条温和灸太溪穴、足三里穴**

患者取舒适体位，将艾条的一端点燃，在距离太溪穴、足三里穴 2~3 厘米的高度进行悬灸，防止艾灰脱落烫伤皮肤。以患者皮肤产生温热感而无灼痛感为宜。每次 15 分钟，每天 1 次，10 次为 1 个疗程。

● **用艾炷隔姜灸肾俞穴**

患者取俯卧位，取 0.3 厘米左右厚的新鲜老姜片，并在中间用针刺数个针孔，放在穴位上，然后在姜片上放置黄豆大的艾炷进行施灸，以局部有温热舒适感或稍有红晕为度。每次 3~5 壮，隔日或 3 日 1 次，每日 1 次，10 次一疗程。

周大夫提醒

艾条温和灸对妊娠 3 个月以内的早期习惯性流产治疗效果好，但对妊娠 5 个月以上的习惯性流产效果差。所以应注意在早期进行施灸，效果更佳。坚持灸 3 个月左右，若能配合保胎中药效果更好。

10 性冷淡

灸大巨穴、乳根穴、气海穴、命门穴、关元穴

性冷淡是指缺乏性欲，即性欲减退，对性生活无兴趣。性冷淡可分为有性感缺乏、性冷淡综合征和无性感缺乏、性冷淡综合征。其中性冷淡的症状表现在两个方面：生理症状和心理症状。

艾灸的穴位解析

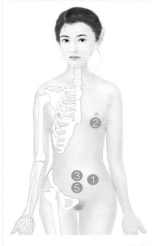

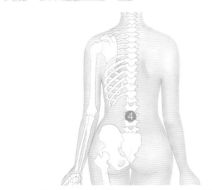

❶ 大巨穴

位置：位于下腹部，当脐中下2寸，距前正中线2寸。

取法：仰卧位，在天枢穴下2寸，石门穴（任脉）旁开2寸处取穴。

疗效：灸此穴可有效缓解虚证性冷淡。

❷ 乳根穴

位置：在胸部，当乳头直下，当第5肋间隙，距前正中线4寸。

取法：在乳头中央直下一肋间处。

疗效：灸此穴可有效缓解虚证性冷淡。

❸ 气海穴

位置：位于体前正中线，脐下1.5寸。

取法：在下腹部，用一条直线连接肚脐与耻骨上方，将其分成十等份，从肚脐向下3/10的位置即为此穴。

疗效：灸此穴可有效治疗女性肝性郁结性冷淡。

❹ 命门穴

位置：第2腰椎棘突下陷处。

取法：在后背正中线上，沿腰部找到第2腰椎棘突下陷处。

疗效：灸此穴可有效缓解痰湿邪抑性冷淡。

❺ 关元穴

位置：位于体前正中线，脐下3寸。

取法：在腹中线上，脐下四横指处。

疗效：灸此穴可有效治疗肾虚性冷淡。

施灸的操作方法

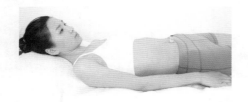

● 用艾炷隔附子灸大巨穴、气海穴

患者取仰卧位，取 0.3 厘米左右厚的附子片，浸透水后在中间用针刺数个针孔，放在大巨穴、气海穴上，然后在附子片上放置艾炷进行施灸，以局部有温热舒适感或稍有红晕为度。每次 3~5 壮，每日 1 次，10 次一疗程。

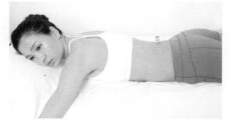

● 用艾炷无瘢痕灸命门穴

患者取俯卧位，在穴位上涂抹一层凡士林，以便粘连艾炷。将小型艾炷放在穴位上，以皮肤无灼痛感为宜。当患者感觉有灼痛感时，用镊子将艾炷去掉，更换新的艾炷。每穴 3~5 壮，每天 1 次，10 次一疗程。

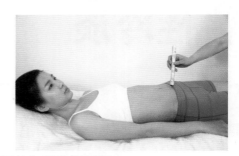

● 用艾条温和灸关元穴

患者取仰卧位，将艾条的一端点燃，对准穴位，在穴位之上合适距离进行施灸。以施灸皮肤有温热感而无灼痛感为度，每次 15 分钟，每日 1 次，10 次一疗程，此后隔 3 天可继续施灸。

● 用艾条温和灸乳根穴

患者取仰卧位，将艾条的一端点燃，对准乳根穴，并使灸条的一端距离皮肤 2~3 厘米进行施灸。以施灸皮肤有温热感而无灼痛感为度，每次 15 分钟，每日 1 次，10 次一疗程，此后隔 3 天可继续施灸。

周大夫提醒

在艾灸背部和胸部时，还可以采用温灸盒，这样比较安全，疗效也是不错的。要注意经期应该停用，而且要根据不同的症状采取针对性疗法，不可盲目治疗。

11 子宫肌瘤

灸阿是穴、气海穴、血海穴、子
宫穴、关元穴、丰隆穴

子宫肌瘤是女性生殖器最常见的一种良性肿瘤。通常表现为阴道出血，腹部触及肿物以及压迫症状等。根据临床症状通常可分为气滞血瘀证和阴虚火旺证两种。其发病原因尚不明确，如得不到及时治疗，可导致女性不孕、流产、尿频、排尿障碍等危害。

艾灸的穴位解析

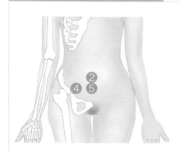

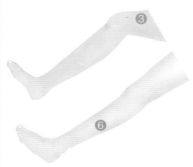

1 阿是穴

位置：位于病变附近，随病而定；或者是在与其距离较远的部位，没有固定的位置和名称。

取法：以痛为腧，有痛处的地方就是此穴。

疗效：灸此穴可有效治疗子宫肌瘤引发的疼痛。

2 气海穴

位置：位于体前正中线，脐下 1.5 寸。

取法：在下腹部，用一条直线连接肚脐与耻骨上方，将其分为十等份，从肚脐向下 3/10 的位置。

疗效：灸此穴可有效缓解气滞型子宫肌瘤。

3 血海穴

位置：在大腿内侧，髌底内侧端上 2 寸，当股四头肌内侧头的隆起处。

取法：正坐屈膝位，在髌骨内上缘上 2 寸，当股内侧肌突起中点处取穴。

疗效：灸此穴可有效缓解血瘀型子宫肌瘤。

4 子宫穴

位置：在下腹部，当脐中下 4 寸，中极穴旁开 3 寸。

取法：在脐下 4 寸，旁开 3 寸处取穴。

疗效：灸此穴可有效缓解阴虚火旺型子宫肌瘤。

5 关元穴

位置：位于体前正中线，脐下 3 寸。

取法：在腹中线上，脐下四横指处。

疗效：灸此穴可有效缓解气血虚型子宫肌瘤。

6 丰隆穴

位置：位于外踝尖上 8 寸，条口穴外 1 寸，胫骨前嵴外两横指处。

取法：将小腿前外侧的膝眼和外踝两点连线，取中点，在腿上找到胫骨，距离其前缘外侧两中指宽且与前边那个中点平齐的位置。

疗效：灸此穴可有效缓解痰湿型子宫肌瘤。

施灸的操作方法

● 用艾炷无瘢痕灸阿是穴、气海穴

患者取适应痛点的体位和仰卧位，在阿是穴、气海穴涂抹一层凡士林，以便于粘连艾炷，防止其从皮肤上脱落。将小型艾炷放在穴位上，以皮肤无灼痛感为宜。当患者感觉有灼痛感时，用镊子将艾炷去掉，更换新的艾炷。每穴 5 壮，每天 1 次，10 次一疗程。

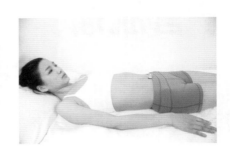

● 用艾条温和灸关元穴、子宫穴

患者取仰卧位，将艾条一端点燃，放在关元穴、子宫穴上方进行悬灸，以局部有温热舒适的感觉为度。每穴 15~20 分钟，每日 1 次，7~10 日为 1 个疗程，中间休息 2~3 天。同时，女性经期停用。

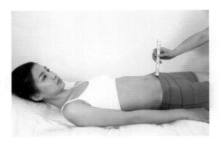

● 用艾炷无瘢痕灸血海穴、丰隆穴

患者取合适体位，在血海穴、丰隆穴涂抹一层凡士林，以便于粘连艾炷，防止其从皮肤上脱落。将小型艾炷放在穴位上，以皮肤无灼痛感为宜。当患者感觉有灼痛感时，用镊子将艾炷去掉，更换新的艾炷。每穴 5 壮，每天 1 次，10 次一疗程。

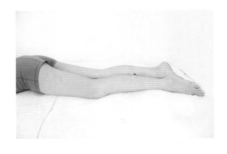

周大夫提醒

治疗子宫肌瘤耗时较长，很多人在治疗半年乃至一年才可看到疗效，所以一定要耐住性子，坚持下去。若是子宫肌瘤小于 3 厘米，用艾灸治疗效果颇佳，如果子宫肌瘤大于 5 厘米，那么治疗起来将会比较困难，应该进行综合性治疗。

12 更年期综合征

灸肾俞穴、三阴交穴、足三里穴、
太溪穴、志室穴

更年期综合症是由雌激素水平下降而引起的一系列症状。通常会出现月经变化、面色潮红、失眠、乏力、多虑、心悸、抑郁、情绪不稳定、易激动、注意力难于集中等症状。其发病率高低与个人经历和心理负担有直接关系。

艾灸的穴位解析

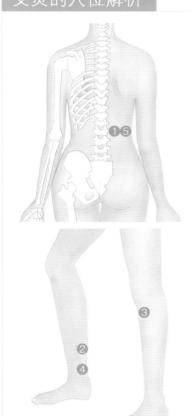

① 肾俞穴

位置：第2腰椎棘突下，左右旁开1.5寸。

取法：位于腰部，当第2腰椎棘突下，左右旁开两横指处。

疗效：灸此穴可有效缓解更年期月经失调现象。

② 三阴交穴

位置：位于内踝尖直上3寸，胫骨内侧缘后方。

取法：正坐或仰卧，沿小腿内侧，当足内踝尖上一夫（3寸），胫骨内侧缘后方。

疗效：灸此穴可有效缓解心烦、心腹胀满等更年期症状。

③ 足三里穴

位置：位于小腿前外侧，当犊鼻下3寸，距胫骨前缘一横指。

取法：在外膝眼下四横指，胫骨边缘处。

疗效：灸此穴可有效缓解心悸、失眠、情绪激动等更年期症状。

④ 太溪穴

位置：位于足内侧，内踝后方，当内踝尖与跟腱之间的凹陷处。

取法：正坐或仰卧，内踝后缘与跟腱前缘的中间，与内踝尖平齐。

疗效：灸此穴可有效缓解肝肾阴虚型更年期综合征。

⑤ 志室穴

位置：位于腰部，当第2腰椎棘突下，左右旁开3寸。

取法：俯卧位，平第2腰椎棘突下，命门穴（督脉）旁开3寸处取穴。

疗效：灸此穴可有效缓解肝肾阴虚型更年期综合征。

施灸的操作方法

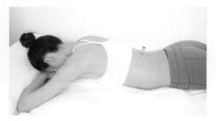

● 用艾炷隔姜灸肾俞穴

患者取俯卧位，取一块新鲜的老姜，切成厚约 0.3 厘米的片状，并用针在姜片上扎数十个小孔。将中型艾炷放在姜片中央，点燃进行施灸。当有疼痛感时，可将姜片轻轻抬起旋转，以减轻疼痛。每次灸 5~7 壮，每日 1~2 次。

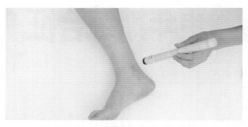

● 用艾条温和灸三阴交穴、太溪穴

患者取正坐平放足或者仰卧位，将艾条的一端点燃，在距离太溪穴、三阴交穴 2~3 厘米的高度进行悬灸，要保持注意力集中，防止艾灰脱落烫伤皮肤。以患者皮肤潮红产生温热感而无灼痛感为宜。每次 10~15 分钟，每天 1 次，10 次为 1 个疗程。

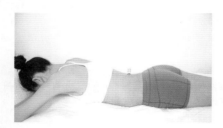

● 用艾炷隔姜灸志室穴

患者取俯卧位，将新鲜的老姜切成厚约 0.3 厘米的薄片，并用针在姜片上扎数十个小孔。将黄豆粒般大小的艾炷放在姜片中央，点燃进行施灸。当有疼痛感时，可将姜片轻轻抬起旋转，以减轻疼痛。每次灸 5~7 壮，每日 1~2 次。

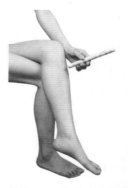

● 用艾条温和灸足三里穴

患者取舒适坐姿，将艾条一端点燃，在距离皮肤 2~3 厘米处进行施灸。以皮肤出现温热酸胀感，局部皮肤潮红为度。每穴 10~15 分钟，每日 1~2 次，10 次一疗程。

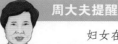

周大夫提醒

妇女在艾灸治疗更年期综合征时，也可用单孔艾灸盒，每天或隔天灸 1 次均可，还需要根据自身的身体状况选择艾灸的用量。同时，更年期综合征是一种慢性疾病，需要长期坚持施灸治疗才会有明显效果。

第九章

艾灸治疗
男科常见病

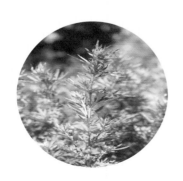
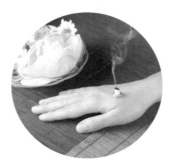
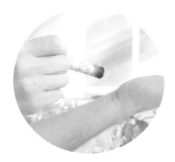

01 阳痿

灸肾俞穴、命门穴、腰阳关穴、关元穴、
中极穴、膀胱俞穴、阴陵泉穴、然谷穴

阳痿即勃起功能障碍，其中包括性欲减退、勃起功能障碍、性高潮和射精功能障碍、阴茎疲软功能障碍。根据轻重程度不同，可分为轻度、中度和重度。其中重度勃起功能障碍指长期持续性大多数时间不能完成满意的性生活。

艾灸的穴位解析

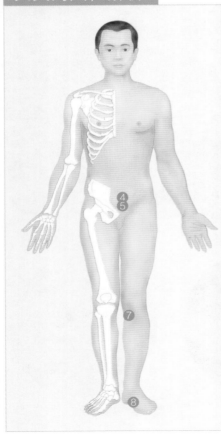

1 肾俞穴

位置：第 2 腰椎棘突下，左右旁开 1.5 寸。

取法：位于腰部，当第 2 腰椎棘突下，左右旁开两横指宽处。

疗效：灸此穴可温补肾阳，有效缓解肾阳不足型阳痿。

2 命门穴

位置：在第 2 腰椎棘突下凹陷处。

取法：在后背正中线上，沿腰部找到第 2 腰椎棘突下凹陷处。

疗效：灸此穴可温肾壮阳，有效缓解命门火衰型阳痿。

3 腰阳关穴

位置：在脊柱区，第 4 腰椎棘突下凹陷中，后正中线上。

取法：俯卧，于后正中线，第 4 腰椎棘突下凹陷中取穴，约与髂嵴相平。

疗效：灸此穴可有效缓解精神萎靡、腰膝酸软等症。

4 关元穴

位置：位于体前正中线，脐下 3 寸。

取法：在腹中线上，脐下四横指处。

疗效：灸此穴可强肾壮阳，增强男性性功能，有效缓解肾虚型阳痿。

5 中极穴

位置：位于下腹部，前正中线上，当脐中下 4 寸处。

取法：将耻骨和肚脐连线分为五等份，肚脐向下 1/5 处。

疗效：灸此穴可有效治疗肾气虚型阳痿。

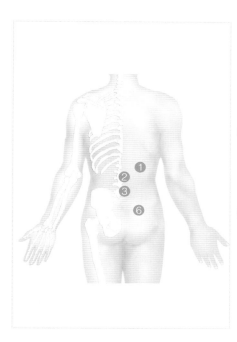

6 膀胱俞穴

位置：在骶部，当骶正中嵴旁1.5寸，与第2骶后孔齐平。

取法：取俯卧姿势，平第2骶后孔，当髂后上棘内缘下与骶骨间的凹陷处取穴。

疗效：灸此穴可有效缓解湿热下注型阳痿。

7 阴陵泉穴

位置：位于小腿内侧，当胫骨内侧髁后下方凹陷中。

取法：当胫骨内侧髁后下方凹陷处，与足三里穴相对。

疗效：灸此穴可清利湿热，有效缓解湿热下注型阳痿。

8 然谷穴

位置：内踝前下方，足舟骨粗隆下方凹陷中。

取法：正坐或仰卧位，在舟骨粗隆下缘凹陷处取穴。

疗效：灸此穴可补阴益气固肾、清热利湿，有效缓解阳事不举。

施灸的操作方法

• 用艾条温和灸肾俞穴、命门穴、腰阳关穴

患者取俯卧舒适体位。用艾条一端点燃对准肾俞穴、命门穴、腰阳关穴，在皮肤上方3~5厘米处进行施灸。以患者皮肤产生温热感而无灼痛感为宜。每次15~20分钟，每日或隔日1次，10次一疗程。

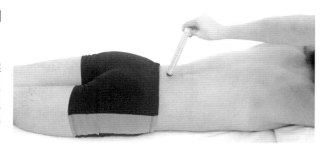

• 用艾炷无瘢痕灸关元穴、中极穴

患者取仰卧位，在关元穴、中极穴上涂抹适量凡士林，以防艾灸脱落。再将黄豆般大小的艾炷放在上边，然后将艾炷端点燃，待艾炷烧尽后，及时换新的艾炷，以皮肤潮红无灼痛感为度。每次3壮，每周1次，3次为1个疗程，之间间隔1周方可继续施灸。

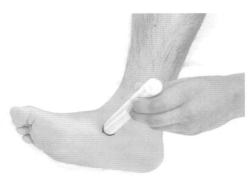

● **用艾条温和灸阴陵泉穴、然谷穴**

患者取正坐仰靠或仰卧位，将艾条一端点燃，悬于阴陵泉穴、然谷穴上方进行施灸。每次 10~15 分钟，每日 1 次，10 次一疗程。

● **用艾条温和灸膀胱俞穴**

患者取俯卧位，艾条一端点燃进行施灸，以皮肤潮红无灼痛感为度。每次 10~15 分钟，每日 1 次，10 次一疗程。

周大夫提醒

对于阳痿，艾灸疗法比较有效。治疗此类疾病，贵在坚持。在施灸治疗时，一定要注意改正不良的生活习惯，并且加强体质锻炼。

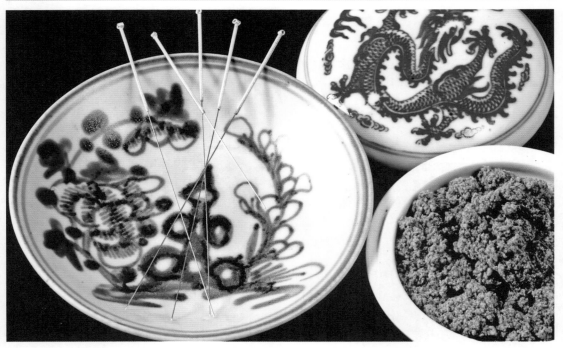

02 早泄

灸三阴交穴、神门穴、肾俞穴、
脾俞穴、次髎穴、关元穴

早泄主要表现为射精过快，是男性最为常见的性功能障碍疾病。这种疾病多由精神因素引起，如夫妻关系不和、精神压力大等都可引发早泄。患早泄后，要及时治疗，不可拖拉，以免出现永久性早泄。

艾灸的穴位解析

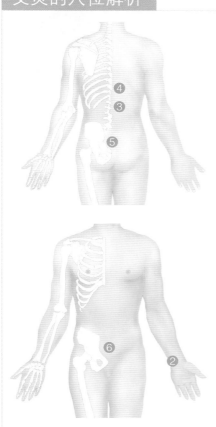

❶ 三阴交穴

位置：位于内踝尖直上 3 寸，胫骨内侧缘后方。

取法：正坐或仰卧，沿小腿内侧，当足内踝尖上一夫（3 寸），胫骨内侧缘后方即是。

疗效：灸此穴可调肝补肾，有效治疗早泄。

❷ 神门穴

位置：位于腕部，腕掌侧横纹尺侧端，尺侧腕屈肌腱的桡侧凹陷处。

取法：在腕横纹尺侧端，尺侧腕屈肌腱的桡侧凹陷处。

疗效：灸此穴可补益心气，温通经络。

❸ 肾俞穴

位置：第 2 腰椎棘突下，左右旁开 1.5 寸。

取法：位于腰部，当第 2 腰椎棘突下，左右旁开两横指处。

疗效：灸此穴可有效缓解阴虚肾亏引起的早泄。

❹ 脾俞穴

位置：第 11 胸椎棘突下，左右旁开 1.5 寸。

取法：位于背部，第 11 胸椎棘突下，左右左右旁开两横指宽处。

疗效：灸此穴可温补元气，调和气血，缓解早泄。

❺ 次髎穴

位置：位于髂后上棘下与后正中线之间，适对第 2 骶后孔中。

取法：在第 2 骶后孔处，脊椎骨的末端向上数第 3 骶，大约三横指处。

疗效：灸此穴可理气血、通经络，有效缓解阳气不能固摄导致的早泄。

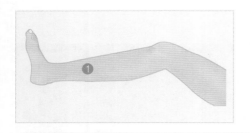

6 关元穴

位置：位于体前正中线，脐下 3 寸。

取法：在腹中线上，脐下四横指处。

疗效：灸此穴可补肾壮阳，有效缓解肾虚引起的早泄。

施灸的操作方法

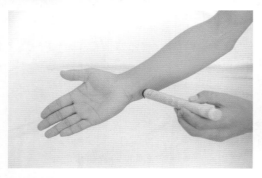

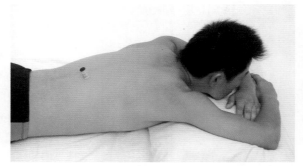

●用艾条温和灸三阴交穴、神门穴

患者取合适体位，将艾条一端点燃，在距离三阴交穴、神门穴 2 厘米处进行施灸，以局部皮肤潮红感到温热为度。每穴可灸 10~15 分钟，每日 1 次，10 次为 1 个疗程，疗程间间隔 2~3 日。

●用艾炷隔姜灸肾俞穴、脾俞穴

患者取俯卧位，取鲜生姜切成厚约 0.3 厘米的薄片，并用细针扎数孔，放在肾俞穴、脾俞穴上，然后将艾炷放在姜片上，再点燃艾炷顶端，使局部有温热舒适感为宜，感觉穴位有灼痛感时更换艾炷，每穴灸 5 ~ 7 壮，每日灸 1~2 次。

●用艾条温和灸次髎穴、关元穴

患者取俯卧和仰卧位，距离次髎穴、关元穴 2 厘米处进行施灸，以局部皮肤潮红感到温热为度。每穴可灸 10~15 分钟，每日 1 次，10 次为 1 个疗程，疗程间间隔 2~3 日。

周大夫提醒

要注意饭前半小时和饭后半小时不适合艾灸；还要坚持每天艾灸，这样效果才会显著。在艾灸治疗的同时，还可以根据医生的指导服用一些补益类的药物，这样药物的吸收效果会更好，治疗早泄的效果也会更好。

03 遗精

灸肾俞穴、次髎穴、大赫穴、然谷穴、阴陵泉穴、关元穴、足三里穴、三阴交穴

遗精是一种不因性交而精液自行泄出的生理现象，其中有生理性与病理性的不同。这种症状多由肾虚精关不固、心肾不交、湿热下注所致。没有规律可言，一般男性进入中年后，遗精现象几乎不会再发生了。

艾灸的穴位解析

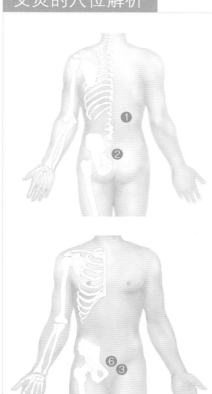

① 肾俞穴

位置：第2腰椎棘突下，左右旁开1.5寸。

取法：位于腰部，当第2腰椎棘突下，左右旁开两横指处。

疗效：灸此穴可有效缓解肾阴虚引起的遗精。

② 次髎穴

位置：位于髂后上棘下与后正中线之间，适对第2骶后孔中。

取法：在第2骶后孔处，脊椎骨的末端向上数第3骶，大约三横指处。

疗效：灸此穴具有调肾固精的作用，有效缓解遗精。

③ 大赫穴

位置：位于下腹部，当脐中下4寸，前正中线旁开0.5寸。

取法：在下腹部，从肚脐到耻骨联合上缘画线，将此线分为五等份，从肚脐往下4/5点的左右一指宽处为此穴。

疗效：灸此穴可补肾培元，益气固精。

④ 然谷穴

位置：内踝前下方，足舟骨粗隆下方凹陷中。

取法：正坐或仰卧位，在舟骨粗隆下缘凹陷处取穴。

疗效：灸此穴可有效治疗遗精引发的体倦无力，腰酸神疲。

⑤ 阴陵泉穴

位置：位于小腿内侧，当胫骨内侧髁后下方凹陷中。

取法：当胫骨内侧髁后下方凹陷处，与足三里穴相对。

疗效：灸此穴可有效缓解湿热下注引发的遗精。

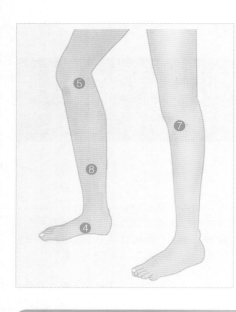

6 关元穴

位置：位于体前正中线，脐下3寸。

取法：在腹中线上，脐下四横指处。

疗效：灸此穴可升阳举陷，有效缓解遗精频作。

7 足三里穴

位置：位于小腿前外侧，当犊鼻下3寸，距胫骨前缘一横指处。

取法：在外膝眼下四横指，胫骨边缘处。

疗效：灸此穴可扶正培元，可有效治疗滑精。

8 三阴交穴

位置：位于内踝尖直上3寸，胫骨内侧缘后方。

取法：正坐或仰卧，沿小腿内侧，当足内踝尖上一夫（3寸），胫骨内侧缘后方即是。

疗效：灸此穴调脾、肝、肾之气而固摄精关。

施灸的操作方法

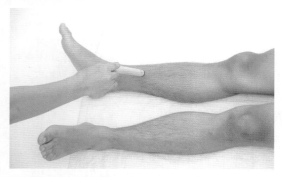

• 用艾条温和灸关元穴、足三里穴、三阴交穴

　　患者取仰卧位，将艾条的一端点燃，对准关元穴、足三里穴、三阴交穴，距离皮肤2~3厘米处进行施灸，使局部有温热舒适感。每穴灸10~20分钟，至皮肤微红温热为宜。每日1次，疗程不限。

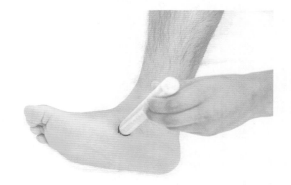

• 用艾条温和灸然谷穴、阴陵泉穴

　　患者取仰卧位，将艾条的一端点燃，对准然谷穴、阴陵泉穴，距离皮肤2~3厘米处进行施灸，使局部有温热舒适感。每穴灸10~20分钟，至皮肤微红温热为宜。每日1次，10次为1个疗程。

● 用艾炷隔姜灸肾俞穴、次髎穴、大赫穴

　　患者采取俯卧位和仰卧位，找准肾俞穴、次髎穴、大赫穴。将新鲜的老姜切成厚约0.3厘米的薄片，并在其上刺无数小孔，置于皮肤上。将艾炷放在姜片的正中央，以皮肤温热无灼痛感为宜。一次5~10壮，每日1次。

周大夫提醒

　　艾灸治疗此病比较有效，在治疗时应该注意，对于器质性疾病患者应同时治疗原发病。通常遗精多属功能性，在治疗的同时应注意消除患者一些不必要的思想顾虑。另外，还要注意睡眠时应养成侧卧习惯，被褥不宜过厚，衬裤不宜过紧。

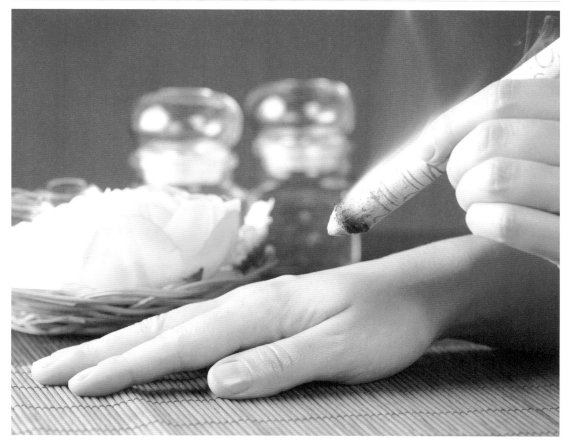

04 前列腺炎

灸阴陵泉穴、三阴交穴、气海穴、中极穴、膀胱俞穴、肾俞穴、太溪穴

前列腺炎是成年男性的常见病之一，这种病症可严重影响患者的生活质量。前列腺炎可出现会阴、耻骨上区、腹股沟区、生殖器疼痛不适，排尿时有烧灼感、尿急、尿频、排尿疼痛，还会伴有分泌物；急性感染可伴有恶寒、发热、乏力等全身症状。

艾灸的穴位解析

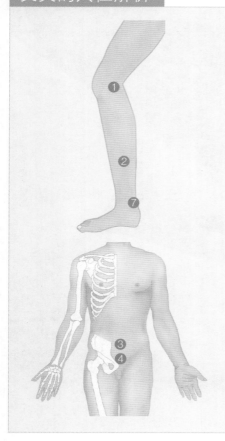

1 阴陵泉穴

位置：位于小腿内侧，当胫骨内侧髁后下方凹陷中。

取法：当胫骨内侧髁后下方凹陷处，与足三里穴相对。

疗效：灸此穴可清利湿热，有效缓解湿热下注型前列腺炎。

2 三阴交穴

位置：位于内踝尖直上 3 寸，胫骨内侧缘后方。

取法：沿小腿内侧，当足内踝尖上一夫（3 寸），胫骨内侧缘后方即是。

疗效：灸此穴可有效缓解伴随前列腺炎的少腹不利症状。

3 气海穴

位置：位于体前正中线，脐下 1.5 寸。

取法：在下腹部，用一条直线连接肚脐与耻骨上方，将其分为十等份，从肚脐向下 3/10 的位置即为此穴。

疗效：灸此穴可生发阳气，有效缓解湿热下注症状。

4 中极穴

位置：位于下腹部，前正中线上，当脐中下 4 寸处。

取法：将耻骨和肚脐连线分为五等份，肚脐向下 1/5 处。

疗效：灸此穴可有效治疗尿频、尿急症状。

5 膀胱俞穴

位置：在骶部，当骶正中嵴旁 1.5 寸，与第 2 骶后孔齐平。

取法：取俯卧姿势，平第 2 骶后孔，当髂后上棘内缘下与骶骨间的凹陷处取穴。

疗效：灸此穴可降寒湿水气，有效治疗肾虚型前列腺炎。

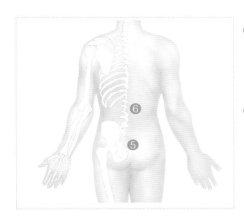

⑥ 肾俞穴

位置：第 2 腰椎棘突下，左右旁开 1.5 寸。

取法：位于腰部，当第 2 腰椎棘突下，左右旁开两横指处。

疗效：灸此穴可有效缓解前列腺炎导致的遗精、腰骶疼痛症状。

⑦ 太溪穴

位置：位于足内侧，内踝后方，当内踝尖与跟腱之间的凹陷处。

取法：正坐或仰卧，内踝后缘与跟腱前缘的中间，与内踝尖平齐。

疗效：灸此穴可滋阴补肾，有效缓解肾虚型前列腺炎。

施灸的操作方法

● 用艾炷无瘢痕灸阴陵泉穴、三阴交穴

患者采取合适体位，在阴陵泉穴、三阴交穴涂上适量凡士林，以加强艾炷与皮肤的粘连性，防止艾炷脱落。然后再将绿豆粒般大小的艾炷置于皮肤之上，点燃进行施灸，以皮肤潮红无灼痛感为度。要及时清理燃尽的艾灰，并更换新的艾炷，以防止烫伤皮肤。每次 3~5 壮，隔日 1 次。

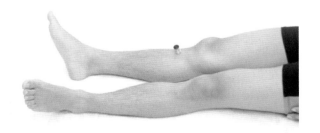

● 用艾炷无瘢痕灸太溪穴

患者取合适体位，在穴上涂适量凡士林，以加强艾炷与皮肤的粘连性，防止艾炷脱落。然后再将绿豆粒般大小的艾炷置于皮肤之上，点燃进行施灸，以皮肤潮红无灼痛感为度。要及时清理燃尽的艾灰，并更换新的艾炷，以防止烫伤皮肤。每次 3~5 壮，隔日 1 次。

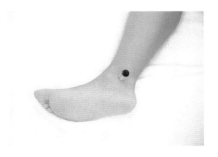

● 用艾条温和灸气海穴、中极穴

患者取仰卧姿势。将艾条的一端点燃，然后对准气海穴、中极穴，在距离皮肤 2~3 厘米处进行悬灸，防止烫伤。以患者皮肤产生温热感而无灼痛感为宜。每次 10~30 分钟，每日 1~2 次。

● **用艾条温和灸膀胱俞穴、肾俞穴**

患者取俯卧姿势。将艾条的一端点燃，然后对准膀胱俞穴、肾俞穴，在距离皮肤 2~3 厘米处进行悬灸，防止烫伤。以患者皮肤产生温热感而无灼痛感为宜。每次 10~30 分钟，每日 1~2 次。

周大夫提醒

初次使用艾灸治疗前列腺炎时，应该注意掌握好刺激量，剂量要先小剂量，以后再逐步加大剂量。当艾灸后出现头晕、眼花、恶心、面色苍白、心慌、汗出等，甚至发生晕灸现象时，要立即停灸，并躺下静卧。

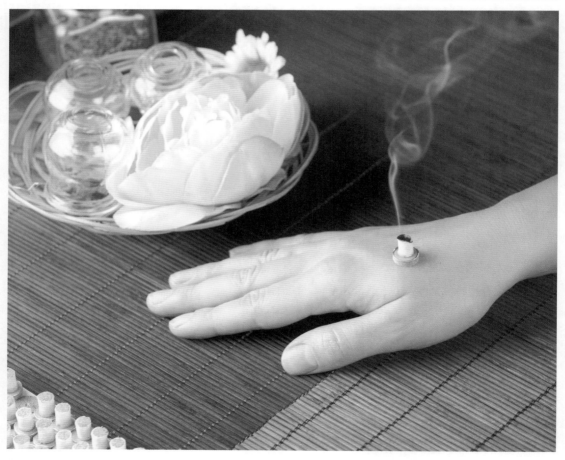

05 男性不育

灸肾俞穴、次髎穴、会阴穴、复溜穴、
气海穴、关元穴、中极穴

男性不育症是指夫妇婚后同居 1 年以上，未采取任
何避孕措施，由于男性的原因造成女方不孕者。引起该
病的原因很多，其中除了精子的问题外，肾气不足、精
关不固也是重要的原因。

艾灸的穴位解析

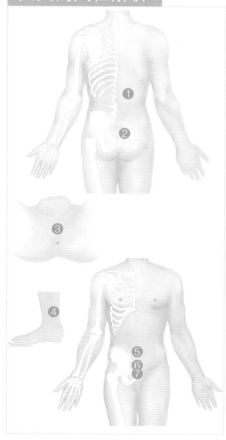

1 肾俞穴

位置：第 2 腰椎棘突下，左右旁开 1.5 寸。

取法：位于腰部，当第 2 腰椎棘突下，左右旁开两横指宽处。

疗效：灸此穴可滋补肾之阴阳，有效缓解肾阴阳两亏型男性
不育症。

2 次髎穴

位置：位于髂后上棘下与后正中线之间，适对第 2 骶后孔中。

取法：在第 2 骶后孔处，脊椎骨的末端向上数第 3 骶，大约
三横指处。

疗效：灸此穴可滋肾强腰、调血行气，有效缓解肾气不足型
男性不育症。

3 会阴穴

位置：位于会阴部，当阴囊根部与肛门连线的中点。

取法：截石位，在肛门与阴囊根部连线的中点取穴。

疗效：灸此穴可强肾通经，有效缓解肾气不足导致的男性不育症。

4 复溜穴

位置：位于小腿内侧，太溪穴直上 2 寸，跟腱的前方。

取法：在足内踝尖与跟腱后缘之间中点向上约三横指处。

疗效：灸此穴可补肾益阴，有效缓解腰膝酸软、困乏无力等症状。

5 气海穴

位置：位于体前正中线，脐下 1.5 寸。

取法：在下腹部，用一条直线连接肚脐与耻骨上方，将其分
为十等份，从肚脐向下 3/10 的位置即为此穴。

疗效：灸此穴可补肾益元，振阳固精。

6 关元穴

位置：位于体前正中线，脐下 3 寸。

取法：在腹中线上，脐下四横指处。

疗效：灸此穴可益肾强精，有效缓解肾精亏虚引发的男性不育症。

7 中极穴

位置：位于下腹部，前正中线上，当脐中下 4 寸。

取法：将耻骨和肚脐连线分为五等份，肚脐向下 1/5 处。

疗效：灸此穴可有效缓解肾精亏虚导致的男性不育病症。

施灸的操作方法

● 用艾炷灸复溜穴

患者取仰卧位，在穴位上涂抹少量蒜汁，然后将艾炷置于其上，将其点燃进行施灸。在施灸时，为了尽可能减轻灼烧皮肤的疼痛感，可在施灸的皮肤周围轻拍。之后灸疮便会结痂脱落并留下瘢痕。每次 3~5 壮，每月 1 次，30 次一疗程。

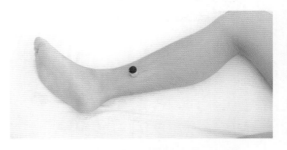

● 用艾条温和灸气海穴、关元穴、中极穴

患者取仰卧位，将艾条点燃，然后对准气海穴、关元穴、中极穴进行施灸，以皮肤温热无灼痛感为宜。每次灸 10 ~ 30 分钟，每日 1~2 次，30 次为 1 个疗程。

● 用艾条温和灸肾俞穴、次髎穴、会阴穴

患者取合适体位，将艾条的一端点燃，对准肾俞穴、次髎穴、会阴穴，在距皮肤 2~3 厘米处进行施灸，使局部有温热舒适感。每穴灸 10~30 分钟，至皮肤微红温热为宜。每日 1~2 次，30 次为 1 个疗程。

周大夫提醒

艾灸治疗男性不育症时，应该找准病因，对症施灸，要讲究施灸穴位的准确性。同时，患者应该心情放松，改掉生活中的不良习惯，不要过度熬夜，尽量少吃辛辣刺激类食物，以增强体质。还要积极配合治疗，增强对抗疾病的信心。

第十章

艾灸治疗
五官科常见病

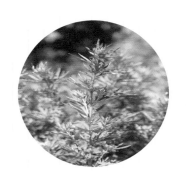
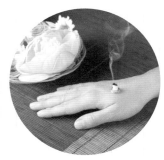
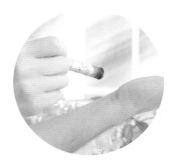

01 鼻窦炎

灸上星穴、印堂穴、肺俞穴、
风池穴、合谷穴、下关穴

鼻窦炎是一种发病率较高的疾病，将会影响患者的生活质量。鼻窦炎可分为急性、慢性两种。急性鼻窦炎是鼻窦黏膜的一种急性化脓性炎症，常继发于急性鼻炎。慢性鼻窦炎较急性者多见，常为多个鼻窦同时发生。

艾灸的穴位解析

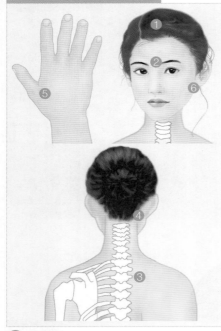

1 上星穴

位置：位于头部，当前发际正中直上1寸。

取法：正坐或仰靠，在头部中线入前发际1寸处取穴。

疗效：灸此穴可缓解鼻窦炎引起的头痛、鼻塞等症状。

2 印堂穴

位置：位于前额部，当两眉头间连线与前正中线之交点处。

取法：在面部，两眉头连线中点即为此穴。

疗效：灸此穴可有效缓解鼻塞、流鼻水等鼻部症状。

3 肺俞穴

位置：位于第3胸椎棘突下，旁开1.5寸。

取法：在背部第3胸椎棘突下，左右旁开两横指宽处。

疗效：灸此穴可有效缓解鼻窦炎引起的鼻塞。

4 风池穴

位置：在项部，当枕骨之下，与风府穴相平，胸锁乳突肌与斜方肌上端之间的凹陷处。

取法：正坐或俯伏，在项后，与风府穴（督脉）相平，当胸锁乳突肌与斜方肌上端之间的凹陷中取穴。

疗效：灸此穴可有效缓解鼻窦炎引起的头痛、耳聋症状。

5 合谷穴

位置：位于手背，第1、2掌骨之间，约平第2掌骨中点处。

取法：拇指、食指合拢，在肌肉的最高处便是该穴。

疗效：灸此穴可镇静止痛，通经活络，有效缓解头痛。

6 下关穴

位置：在颧弓与下颌切迹所形成的凹陷中，张口时隆起处。

取法：正坐或侧伏，在颧弓下缘凹陷处，下颌骨髁状突稍前方，闭口取穴。

疗效：灸此穴可有效缓解鼻窦炎引起的牙痛、耳聋。

施灸的操作方法

● 用艾条温和灸上星穴、印堂穴

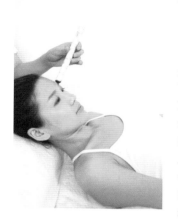

患者取仰卧姿势，可在头部下方放软垫。将艾条的一端点燃，然后对准上星穴、印堂穴，在距离皮肤2~3厘米的位置进行悬灸，防止烫伤。以患者皮肤产生温热感而无灼痛感为宜。每次10~15分钟，每天1次。

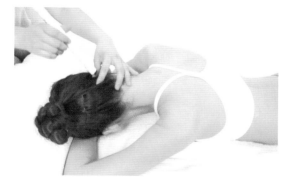

● 用艾条回旋灸合谷穴、下关穴

患者分别取正坐俯臂和侧卧体位，施灸者点燃艾条，站在患者一侧，将艾条一端点燃，对准合谷穴、下关穴，在距离皮肤2~3厘米处将艾条左右或者旋转移动，进行施灸。移动速度要把握好，不可过快，以防止艾灰脱落烫伤皮肤。移动范围应该在3厘米左右，每穴灸10~15分钟。

● 用艾条温和灸风池穴、肺俞穴

患者取俯卧位，将艾条的一端点燃，然后对准穴肺俞穴、风池穴，注意将风池穴上的头发移到一边，以防止燃烧头发。在距离皮肤2~3厘米的位置进行悬灸，防止烫伤。以患者的皮肤产生温热感而无灼痛感为宜。每次10~15分钟，每天1次。

周大夫提醒

在使用艾灸疗法治疗鼻窦炎时，起效比较慢，若间断治疗将前功尽弃，应该坚持治疗，不可间断。艾灸治疗鼻窦炎的同时，一定要在日常生活中做好保养防范工作，不要过于劳累，并注意饮食规律。

02 慢性咽炎

灸天突穴、太溪穴、丰隆穴、
照海穴、涌泉穴

慢性咽炎为咽黏膜、黏膜下及淋巴组织的慢性炎症，临床中较为常见。其主要特点是病程长，而且容易反复发作。主要表现为咽部不适感、异物感、咳之不出、吞之不下，咽部痒感、烧灼感等。

艾灸的穴位解析

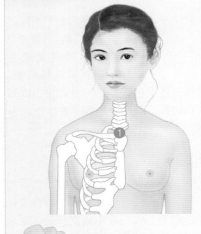
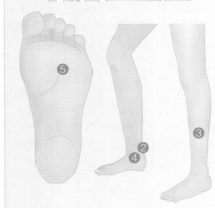

① 天突穴

位置：位于颈部，当前正中线上，两锁骨中间，胸骨上窝中央。

取法：在璇玑穴上1寸，胸骨上窝正中。

疗效：灸此穴可有效治疗慢性咽炎引起的喉咙肿痛等。

② 太溪穴

位置：位于足内侧，内踝后方，当内踝尖与跟腱之间的凹陷处。

取法：正坐或仰卧，内踝后缘与跟腱前缘的中间，与内踝尖平齐。

疗效：灸此穴可清热生气，有效治疗咽喉肿痛。

③ 丰隆穴

位置：在小腿前外侧，当外踝尖上8寸，条口穴外1寸，胫骨前嵴外两横指处。

取法：将小腿前外侧的膝眼和外踝两点连线，取中点，在腿上找到胫骨，距离其前缘外侧两中指宽且与前边那个中点平齐的位置。

疗效：灸此穴可有效缓解咽喉异物感以及干咳症状。

④ 照海穴

位置：位于内踝尖正下方凹陷处。

取法：正坐垂足或仰卧位，在内踝正下缘之凹陷处取穴。

疗效：灸此穴可有效缓解咽喉症状。

⑤ 涌泉穴

位置：位于足前部凹陷处第2、3趾趾缝纹头端与足跟连线的前1/3处。

取法：在足底前1/3处，足趾跖屈时的凹陷处。

疗效：灸此穴可引火归原，有效缓解慢性咽炎。

施灸的操作方法

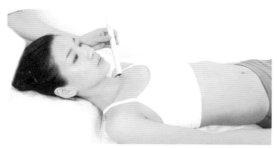

● 用艾条温和灸天突穴

患者取仰卧或坐位，将艾条点燃对准穴位施灸，以患者有温热感而无烧灼感为度。每次灸15~30分钟，每日1~2次，10次为1个疗程，疗程结束后休息3~5日，再进行第2个疗程。

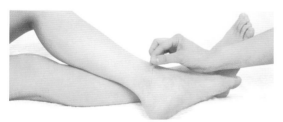

● 用温针灸太溪穴、丰隆穴、照海穴

患者取合适体位，将毫针刺入太溪穴、丰隆穴、照海穴，并运用适当的补泻手法，将针留在皮肤中。然后将艾绒均匀地裹在针尾，点燃即可施灸。当艾绒燃烧完之后，将艾灰清除，取出毫针即可。每次灸5~10分钟，每日1次。

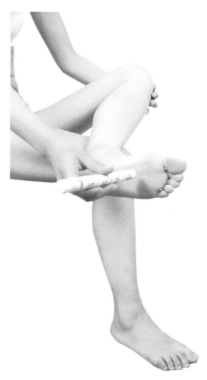

● 用艾条温和灸涌泉穴

患者取合适体位，暴露出涌泉穴。将清艾条点燃，对准穴位施行温和灸，以患者感觉温热舒适无灼痛感为度，灸治15~30分钟，每日1次，10次为1个疗程，至症状消失为止。

周大夫提醒

在施灸时，一定要充分暴露穴位，以便于施灸。另外，在进行温针灸时，一定要细心，并且专业，找准穴位再施灸。同时，在艾灸治疗期间，忌烟、酒以及酸辣等刺激性食物，还要避免咽喉过度疲劳。

03 口腔溃疡

灸合谷穴、足三里穴、三阴交穴、
天枢穴、神阙穴、内庭穴、涌泉穴

口腔溃疡是一种以周期性反复发作为特点的口腔黏膜局部性溃疡，可自愈，可发生在口腔黏膜的任何部位。该病具有周期性、复发性、自限性，严重者会影响食欲，给日常饮食带来不便。

艾灸的穴位解析

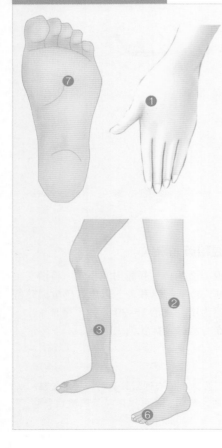

1 合谷穴

位置： 位于手背，第 1、2 掌骨之间，约平第 2 掌骨中点处。

取法： 拇指、食指合拢，在肌肉的最高处便是该穴。

疗效： 灸此穴可镇静止痛、清热解表，有效缓解疼痛。

2 足三里穴

位置： 位于小腿前外侧，当犊鼻下 3 寸，距胫骨前缘一横指处。

取法： 在外膝眼下四横指，胫骨边缘处。

疗效： 灸此穴可补中益气，有效缓解脾胃虚弱型口腔溃疡。

3 三阴交穴

位置： 位于内踝尖直上 3 寸，胫骨内侧缘后方。

取法： 正坐或仰卧，沿小腿内侧，当足内踝尖上一夫（3 寸），胫骨内侧缘后方即是。

疗效： 灸此穴可滋阴降火，有效缓解阴虚火旺型口腔溃疡。

4 天枢穴

位置： 位于腹部，脐中旁开 2 寸。

取法： 仰卧位，在脐中（任脉之神阙穴）旁开 2 寸处取穴。

疗效： 灸此穴可理气行滞，有效缓解瘀阻脉络型口腔溃疡。

5 神阙穴

位置： 位于脐窝正中。

取法： 肚脐正中即是此穴。

疗效： 灸此穴可养心安神，有效缓解口腔溃疡引起的神疲气短、心烦症状。

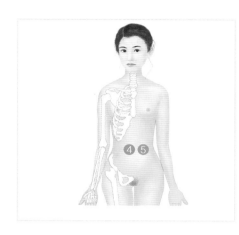

⑥ **内庭穴**

位置：在足背，当第 2、3 趾间，趾蹼缘后方赤白肉际处。

取法：正坐垂足或仰卧位，在第 2 跖趾关节前方，第 2、3 趾缝间的纹头处取穴。

疗效：灸此穴可清胃热，有效缓解脾胃积热型口腔溃疡。

⑦ **涌泉穴**

位置：位于足前部凹陷处第 2、3 趾趾缝纹头端与足跟连线的前 1/3 处。

取法：在足底前 1/3 处，足趾跖屈时的凹陷处。

疗效：灸此穴可清热解毒，有效治疗外感时毒性口疮。

施灸的操作方法

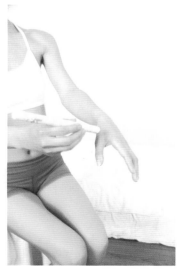

● **用艾条温和灸合谷穴、天枢穴**

患者取舒适坐姿或仰卧位，将艾条点燃，对准合谷穴、天枢穴，在距皮肤 3 厘米处进行施灸。以感到施灸处温热舒适为度。每日灸 1 次，每次灸 5 ~ 10 分钟，6 次为一疗程。

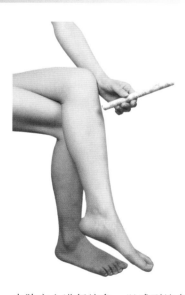

● **用艾条温和灸足三里穴、三阴交穴**

患者取正坐姿势，手执点燃的艾条，对准足三里穴、三阴交穴，在皮肤之上进行施灸，以感到施灸处温热、舒适为度。每日灸 1 次，每次灸 3 ~ 15 分钟，灸至皮肤产生红晕为止。

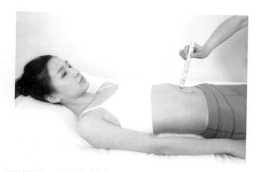

●用艾条雀啄灸神阙穴、内庭穴

患者取仰卧和正坐姿势，将艾条一端点燃，在神阙穴、内庭穴之上3厘米处，将艾条一起一落，上下移动，像鸟啄食般进行施灸。每次5分钟即可。在施灸时，应该时刻注意防止烫伤皮肤。

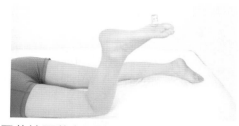

●用艾炷隔蒜灸涌泉穴

患者可采用俯卧屈膝的姿势，膝盖下放软垫，露出足底。将大蒜切成0.3厘米厚的片状，并用细针在上边刺数十个小孔，放在穴位上。然后将花生粒般大小的艾炷放在蒜片上，点燃艾炷进行施灸。有灼痛感时，更换艾炷，每灸4~5壮便可更换蒜片，共灸7壮。

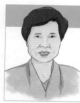

周大夫提醒

治疗口腔溃疡，首先要调整机体的免疫功能，艾灸治疗可供选择的穴位较多，除了上述穴位以外，还可灸中脘穴、关元穴等常用穴位，这都将从根本上解决口腔溃疡问题。在治疗时应该注意避免食用辛辣性食物，注意生活规律和营养均衡，养成定时排便习惯，防止便秘。

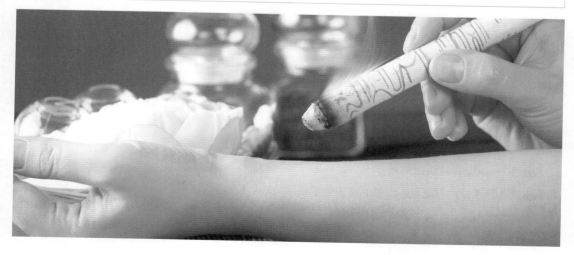

04 耳鸣

灸耳门穴、中渚穴、听会穴、翳风穴、
太溪穴、听宫穴、肾俞穴

耳鸣是一种常见症状。耳鸣通常是指主观性耳鸣，即在无任何外界相应的声源或电刺激时，耳内或头部产生声音的主观感觉。广义上的耳鸣还包括客观性耳鸣。

艾灸的穴位解析

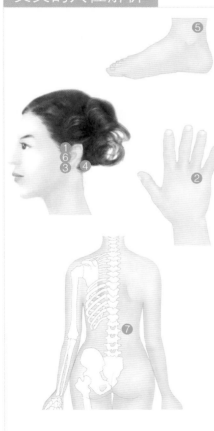

① 耳门穴

位置：位于面部，当耳屏上切迹的前方，下颌骨髁状突后缘，张口有凹陷处。

取法：在头部侧面耳前部，耳珠上方稍前缺口凹陷中。

疗效：灸此穴可开窍聪耳、泄热活络，有效缓解实证性耳鸣。

② 中渚穴

位置：位于手背部，当掌指关节后方，第4、5掌骨间凹陷处。

取法：俯掌，液门穴直上1寸，即第4、5掌指关节后方凹陷中取穴。

疗效：灸此穴可泻三焦火而清窍，以缓解耳鸣。

③ 听会穴

位置：在面部，耳屏间切迹前方，下颌骨髁状突的后缘，张口有凹陷处。

取法：位于耳珠前下方，将嘴张大，按之有个凹坑的地方。

疗效：灸此穴可有效治疗肝火旺型耳鸣。

④ 翳风穴

位置：位于耳垂后方，当乳突与下颌角之间的凹陷处。

取法：在头部侧面，耳朵下方耳垂后遮住之处。

疗效：灸此穴可开窍聪耳，疏通耳部气血，缓解实证性耳鸣。

⑤ 太溪穴

位置：位于足内侧，内踝后方，当内踝尖与跟腱之间的凹陷处。

取法：正坐或仰卧，内踝后缘与跟腱前缘的中间，与内踝尖平齐。

疗效：灸此穴可补益肾中精气，有效缓解虚证耳鸣。

6 听宫穴

位置：位于面部，耳屏前，下颌骨髁状突的
后方，张口时呈凹陷处

取法：在侧面耳屏前部，耳珠平行缺口凹陷中。

疗效：可有效治疗神经性耳鸣。

7 肾俞穴

位置：第2腰椎棘突下，左右旁开1.5寸处

取法：位于腰部，当第2腰椎棘突下，左右
旁开两横指处。

疗效：可有效缓解肝肾亏虚型耳鸣。

施灸的操作方法

● 用艾条温和灸耳门穴、听会穴、听宫穴

患者可采用侧卧姿势，头下不垫软垫，将
艾条的一端点燃，在距离耳门穴、听会穴、听宫
穴3~5厘米的高度进行悬灸。注意集中注意力，
防止艾灰脱落入耳孔烫伤皮肤。以患者皮肤产生
温热感而无灼痛感为宜。每次15~20分钟，每天
1~2次。

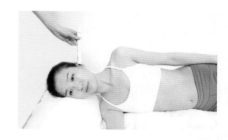

● 用艾条温和灸中渚穴、翳风穴

患者取合适体位，将艾条的一端点燃，在距
离中渚穴、翳风穴3~5厘米的高度进行悬灸。以
皮肤产生温热感而无灼痛感为宜。每次15~20分
钟，每天1~2次。

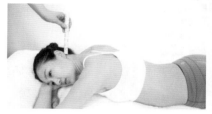

● 用温针灸太溪穴、肾俞穴

患者取仰卧位和俯卧位，将毫针刺入太溪穴、
肾俞穴，并运用适当的补泻手法，将针留在皮肤
中。然后将艾绒均匀地裹在针尾，点燃即可施灸。
当艾绒燃烧完之后，将艾灰清除，取出毫针即可。

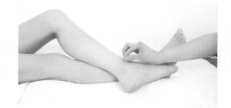

周大夫提醒

艾灸治疗耳鸣，还可以运用按摩作为辅助治疗，可有效缓解症状。上述穴位除了艾
灸刺激治疗处，按摩也可以起到刺激听觉神经的作用，可有效改善听觉神经功能，疗效
颇为显著。

05 耳聋

灸听宫穴、中渚穴、翳风穴、上关穴、太溪穴、听会穴、阴陵泉穴

耳聋是指听觉系统中传音、感音及其听觉传导通路中的听神经和各级中枢发生病变，引起听功能障碍，产生不同程度的听力减退。耳聋病因复杂，有先天性因素和后天性因素，其中化脓性中耳炎是传导性耳聋中最主要的致聋疾病。

艾灸的穴位解析

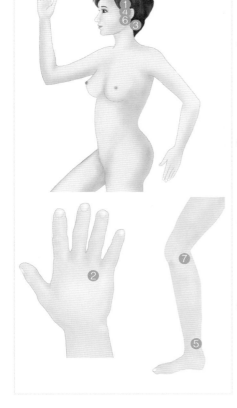

1 听宫穴

位置：位于面部，耳屏前，下颌骨髁状突的后方，张口时呈凹陷处。

取法：在侧面耳屏前部，耳珠平行缺口凹陷中。

疗效：灸此穴可有效缓解突发性耳聋。

2 中渚穴

位置：位于手背部，当掌指关节后方，第4、5掌骨间凹陷处。

取法：俯掌，液门穴直上1寸，即第4、5掌指关节后方凹陷中取穴。

疗效：灸此穴可有效缓解神经性耳聋。

3 翳风穴

位置：位于耳垂后方，当乳突与下颌角之间的凹陷处。

取法：在头部侧面，耳朵下方耳垂后遮住之处。

疗效：灸此穴灸此穴可通窍复聪，有效治疗耳聋。

4 上关穴

位置：在耳前，下关穴直上，当颧弓的上缘凹陷处。

取法：在下关穴垂直上方，颧弓的上缘凹陷处。

疗效：灸此穴可有效治疗老年肾虚耳聋。

5 太溪穴

位置：位于足内侧，内踝后方，当内踝尖与跟腱之间的凹陷处。

取法：正坐或仰卧，内踝后缘与跟腱前缘的中间，与内踝尖平齐。

疗效：灸此穴可有效缓解耳聋。

6 听会穴

位置：在面部，耳屏间切迹前方，下颌骨髁状
突的后缘，张口有凹陷处。

取法：位于耳珠前下方，将嘴张大，按之有
个空凹的地方。

疗效：灸此穴可有效缓解突发性耳聋。

7 阴陵泉穴

位置：位于小腿内侧，当胫骨内侧髁后下方凹
陷中。

取法：当胫骨内侧髁后下方凹陷处，与足三
里穴相对。

疗效：可通经活络，缓解耳聋。

施灸的操作方法

● 用艾条温和灸听宫穴、听会穴、上关穴

患者取合适姿势，在头部下方放软垫。将艾条
的一端点燃，然后对准穴听宫穴、听会穴、上关穴，
在距离皮肤 2~3 厘米的位置进行悬灸，防止烫伤。
以患者皮肤产生温热感而无灼痛感为宜。每次 10~15
分钟，每天 1 次。

● 用艾条回旋灸翳风穴、中渚穴

患者分别取俯卧位和正坐俯臂位。施灸者点燃
艾条，站在患者一侧，将艾条一端点燃，对准翳风穴、
中渚穴，在距离皮肤 2~3 厘米处将艾条左右或旋转
移动，进行施灸。移动速度要把握好，不可过快，以
防止艾灰脱落烫伤皮肤。移动范围应该在 3 厘米左右，
每穴灸 10~15 分钟。

● 用艾条回旋灸太溪穴、阴陵泉穴

患者取仰卧位，将艾条一端点燃，对准太溪穴、
阴陵泉穴，在穴位上方 3 厘米处将艾条左右或者旋
转移动，进行施灸。以皮肤温热无灼痛感为度，每
次施灸 10~15 分钟。

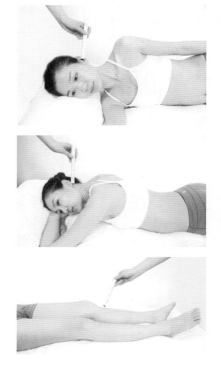

周大夫提醒

在进行艾灸治疗时，一定要集中注意力，以防止烫伤皮肤。同时在进行回旋灸时，
要注意把握好尺度，移动不可过快，移动范围也有限制。只有在一定程度上进行艾灸治疗，
才能达到相应的效果。

06 牙痛

灸合谷穴、下关穴、颊车穴、
内庭穴、涌泉穴

牙痛是指各种原因而引起的牙齿疼痛，是口腔疾患中常见的症状之一，主要表现为牙龈红肿、遇冷热刺激疼痛、面颊部肿胀等。牙痛大多是由牙龈炎、牙周炎、蛀牙或折裂牙而导致牙神经感染所引起的。

艾灸的穴位解析

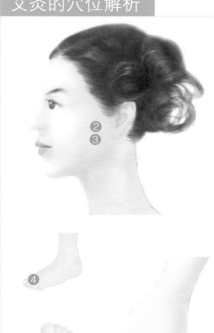

❶ 合谷穴

位置：位于手背，第1、2掌骨之间，约平第2掌骨中点处。

取法：拇指、食指合拢，在肌肉的最高处便是该穴。

疗效：灸此穴可有效缓解牙齿隐痛、牙龈肿痛。

❷ 下关穴

位置：在颧弓与下颌切迹所形成的凹陷中，张口时隆起处。

取法：正坐或侧伏，在颧弓下缘凹陷处，下颌骨髁状突稍前方，闭口取穴。

疗效：灸此穴可消肿止痛，有效缓解风火牙痛。

❸ 颊车穴

位置：位于下颌角前上方约一横指，按之凹陷处，当咀嚼时咬肌隆起最高点处。

取法：正坐或侧伏，开口取穴，在下颌角前上方1横指凹陷中。

疗效：灸此穴可有效缓解下齿牙痛。

❹ 内庭穴

位置：在足背，当第2、3趾间，趾蹼缘后方赤白肉际处。

取法：正坐垂足或仰卧位，在第2跖趾关节前方，第2、3趾缝间的纹头处取穴。

疗效：灸此穴可清胃泻火，有效缓解胃火牙痛。

❺ 涌泉穴

位置：位于足前部凹陷处，第2、3趾趾缝纹头端与足跟连线的前1/3处。

取法：在足底前1/3处，足趾跖屈时的凹陷处。

疗效：灸此穴可有效缓解湿热型牙痛。

施灸的操作方法

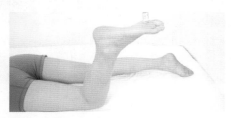

● **用艾炷隔蒜灸涌泉穴、内庭穴**

　　患者取最合适姿势。将大蒜切成 0.3 厘米厚的片状，并用细针在上边刺数十个小孔，放在涌泉穴、内庭穴上。然后将花生粒般大小的艾炷放在蒜片上，点燃艾炷进行施灸。感觉有灼痛感时，更换艾炷，每灸 4~5 壮便可更换蒜片，共灸 7 壮，以皮肤潮红为宜。

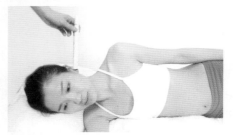

● **用艾条温和灸下关穴、颊车穴**

　　患者采取仰卧位或侧卧位。将艾条点燃置于下关穴、颊车穴施灸，以患者有温热感而无烧灼感为度。每次灸 5~10 分钟，每日 1 次。

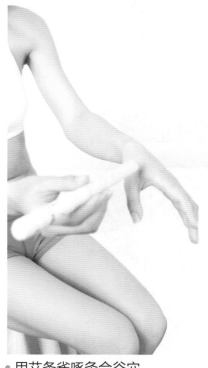

● **用艾条雀啄灸合谷穴**

　　患者取坐位，将艾条一端点燃，在合谷穴之上 3 厘米处，将艾条一起一落，上下移动，像鸟啄食般进行施灸。每次 5 分钟即可。在施灸时，应该时刻注意防止烫伤皮肤。

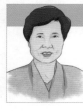

周大夫提醒

　　艾灸治疗火邪引起的牙痛很有效，治疗时，可让患者侧躺，耳孔朝上，把点燃的艾条悬于距耳孔 3 ~ 5 厘米的地方，进行熏灸，一直到感觉耳内温热时即可，一般为 5 分钟左右。左边牙痛熏右边的耳孔，右边牙痛熏左边的耳孔，两边的牙都痛，双耳孔都熏。

07 鼻出血

灸合谷穴、上星穴、大椎穴、肺俞穴、孔最穴

鼻出血是临床常见症状之一，可由鼻部疾病引起，也可由全身疾病所致。鼻出血多为单侧，其出血量根据患者轻重多少不一，反复鼻出血可导致贫血。引起鼻出血的原因很多，可由鼻腔本身疾病引起，也可因鼻腔周围或全身性疾病诱发。

艾灸的穴位解析

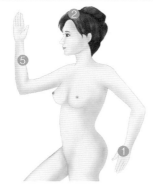

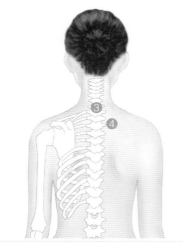

1 合谷穴

位置：位于手背，第1、2掌骨之间，约平第2掌骨中点处。

取法：拇指、食指合拢，在肌肉的最高处便是该穴。

疗效：灸此穴可有效缓解阴虚火旺型鼻出血。

2 上星穴

位置：位于头部，当前发际正中直上1寸。

取法：正坐或仰靠，在头部中线入前发际1寸处取穴。

疗效：灸此穴可有效缓解口鼻出血不止。

3 大椎穴

位置：位于第7颈椎棘突下凹陷中。

取法：正坐低头，颈部最高的点（第7颈椎）下方凹陷处。

疗效：灸此穴可有效缓解高原单纯性鼻出血。

4 肺俞穴

位置：位于第3胸椎棘突下，左右旁开1.5寸。

取法：在背部第3胸椎棘突下，左右旁开两横指宽处。

疗效：灸此穴可补虚清热，有效缓解肺经有热型鼻出血。

5 孔最穴

位置：在前臂掌面桡侧，尺泽穴与太渊穴连线上，腕横纹上7寸处。

取法：前臂内侧，在尺泽穴与太渊穴连线的上5/12处。

疗效：灸此穴可肃降肺气，缓解鼻出血所致的口干、咳嗽症状。

施灸的操作方法

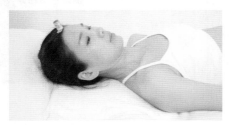

● 用艾炷隔姜灸合谷穴、上星穴

患者取仰卧位。将新鲜的老姜切成厚约 0.3 厘米的薄片，用细针在其上刺无数小孔，然后置于合谷穴、上星穴上。将艾炷放在姜片的正中央，点燃进行施灸，以皮肤温热无灼痛感为宜。每次灸 5~10 分钟，每日 1 次，10 次为 1 个疗程。

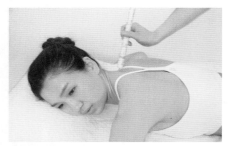

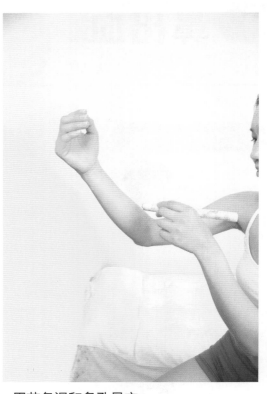

● 用艾条温和灸大椎穴、肺俞穴

患者取俯卧位，将艾条的一端点燃，对准大椎穴、肺俞穴，距皮肤 2~3 厘米处进行施灸，使局部有温热舒适感。每穴灸 15~20 分钟，至皮肤微红温热为宜。每日 1~2 次。

● 用艾条温和灸孔最穴

患者取合适体位，伸出手臂。将艾条一端点燃，对准穴位，在距离皮肤 3 厘米左右的位置，进行施灸。以皮肤感到温热无灼痛感为宜，每次 15~20 分钟，每日 1~2 次。

周大夫提醒

应该根据病因治疗鼻出血，对于一些情绪比较紧张的病人，可适当应用镇静类药物。同时，心理治疗对于减轻病人的紧张、焦虑情绪，防止再度出血有重要作用。

08 扁桃体炎

灸合谷穴、少商穴、内庭穴、
鱼际穴、太溪穴、行间穴

在临床上扁桃体炎可分为急性和慢性两种，主要症状是寒战、高热、咽痛等，还可引起局部或全身的并发症。当扁桃体发生炎症的时候，脱落上皮、淋巴细胞及细菌会堆积在隐窝开口处，此时扁桃体表面就会出现点状豆渣样物。

艾灸的穴位解析

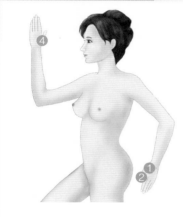
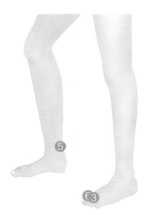

1 合谷穴

位置：位于手背，第 1、2 掌骨之间，约平第 2 掌骨中点处。

取法：拇指、食指合拢，在肌肉的最高处便是该穴。

疗效：灸此穴可镇静止痛，有效缓解扁桃体炎引发的咽痛。

2 少商穴

位置：位于拇指桡侧指甲角旁 0.1 寸。

取法：在拇指桡侧，距指甲角 0.1 寸处取穴。

疗效：灸此穴退热较快，可有效缓解扁桃体炎引发的高热症状。

3 内庭穴

位置：在足背，当第 2、3 趾间，趾蹼缘后方赤白肉际处。

取法：正坐垂足或仰卧位，在第 2 跖趾关节前方，第 2、3 趾缝间的纹头处取穴。

疗效：灸此穴可有效缓解扁桃体炎引发的发热、烦躁、口臭等症状。

4 鱼际穴

位置：第 1 掌骨中点桡侧，赤白肉际处。

取法：第 1 掌指关节后，掌骨中点，赤白肉际处即为此穴。

疗效：灸此穴可清热开窍，有效缓解咽痛、咳嗽症状。

5 太溪穴

位置：位于足内侧，内踝后方，当内踝尖与跟腱之间的凹陷处。

取法：正坐或仰卧，内踝后缘与跟腱前缘的中间，与内踝尖平齐。

疗效：灸此穴可有效缓解扁桃体炎引发的头痛、咽痛。

6 行间穴

位置：位于足背侧，当第 1、2 趾间，趾蹼缘的后方赤白肉际处。

取法：在第 1、2 趾趾缝端凹陷处。

疗效：灸此穴可有效缓解扁桃体炎引发的头痛症状。

施灸的操作方法

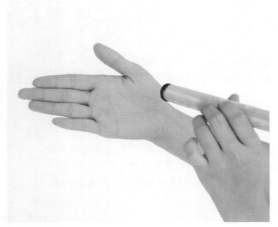

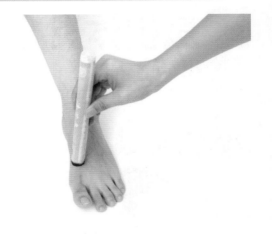

● **用艾条温和灸合谷穴、少商穴、鱼际穴**

患者取仰卧或正坐的姿势，将艾条点燃，对准合谷穴、少商穴、鱼际穴，在距皮肤 3 厘米处进行施灸。以感到施灸处温热舒适为度。每日灸 1 次，每穴灸 5~10 分钟，5 次为一疗程。

● **用艾条温和灸内庭穴、行间穴**

患者取仰卧或正坐的姿势，将艾条点燃，对准内庭穴、行间穴，在距皮肤 3 厘米处进行施灸。以感到施灸处温热舒适为度。每日灸 1 次，每次灸 5 ～ 10 分钟，5 次为一疗程。

● **用艾条回旋灸太溪穴**

患者取仰卧位，施灸者点燃艾条，站在患者一侧，将艾条一端点燃，对准穴位，在距离皮肤 2~3 厘米处，将艾条左右或者旋转移动，进行施灸。移动速度要注意把握好，不可过快，以防止艾灰脱落烫伤皮肤。移动范围应该在 3 厘米左右，每穴灸 15~20 分钟，每日 1 次。

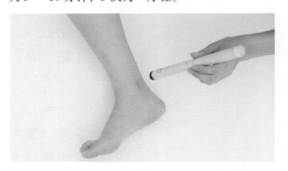

周大夫提醒

扁桃体炎患者应劳逸结合，注意休息，多饮开水，多食新鲜水果、蔬菜。艾灸治疗时，要根据症状进行施灸。对于咽痛严重者应消除疼痛，可含服咽喉片、四季润喉片等药物。另外，注意搞好环境卫生，保持室内空气流通。

第十一章

艾灸治疗
皮肤科常见病

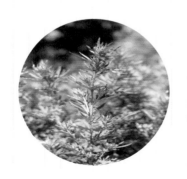
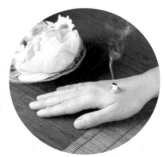
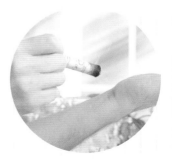

01 湿疹

灸阿是穴、曲池穴、血海穴、肺俞穴、足三里穴、大都穴、郄门穴

湿疹是一种具有多型性皮疹及渗出倾向，伴有剧烈瘙痒，易反复发作的皮肤炎症。根据湿疹部位症状不同可分为小腿湿疹、阴囊湿疹、乳房湿疹、手部湿疹、肛门湿疹、小儿脸部湿疹等。

艾灸的穴位解析

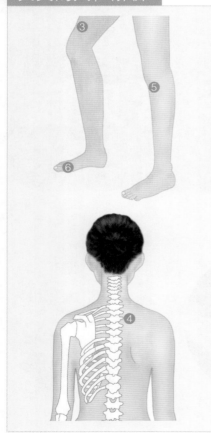

1 阿是穴

位置：位于病变附近，随病而定；或者是在与其距离较远的部位，没有固定的位置和名称。

取法：以痛为腧，有痛处的地方就是此穴。

疗效：灸此穴可祛风利湿止痒，有效缓解湿疹瘙痒。

2 曲池穴

位置：位于肘横纹外侧端，屈肘，在尺泽穴与肱骨外上髁连线中点处。

取法：屈肘，肘横纹尽处，即肱骨外上髁内缘凹陷处。

疗效：灸此穴可驱风止痒，有效缓解剧烈瘙痒。

3 血海穴

位置：在大腿内侧，髌底内侧端上2寸，当股四头肌内侧头的隆起处。

取法：正坐屈膝位，在髌骨内上缘上2寸，当股内侧肌突起中点处取穴。

疗效：灸此穴可清热利湿，有效缓解腹股沟湿疹。

4 肺俞穴

位置：位于第3胸椎棘突下，旁开1.5寸。

取法：在背部，第3胸椎棘突下，左右旁开两横指处。

疗效：灸此穴可补虚清热，有效缓解慢性湿疹。

5 足三里穴

位置：位于小腿前外侧，当犊鼻下3寸，距胫骨前缘一横指处。

取法：在外膝眼下四横指，胫骨边缘处。

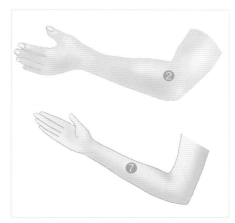

疗效：灸此穴可清湿热，有效缓解湿疹症状。

6 大都穴

位置：位于足内侧缘，当足大趾本节前下方赤白肉际凹陷处。

取法：在第 1 跖趾关节前下方赤白肉际凹陷处。

疗效：灸此穴可清化湿热，有效缓解慢性湿疹。

7 郄门穴

位置：在前臂掌侧，当曲泽穴与大陵穴的连线上，腕横纹上 5 寸。

取法：在掌长肌腱与桡侧腕屈肌腱之间，腕横纹上 5 寸处。

疗效：灸此穴可有效缓解血虚型湿疹。

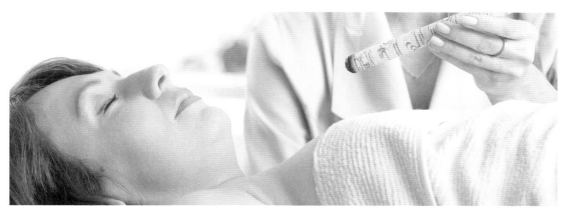

施灸的操作方法

• 用艾炷无瘢痕灸阿是穴、曲池穴

患者取合适体位，在穴位上涂抹一层凡士林，以便于粘连艾炷。将小型艾炷放在阿是穴、曲池穴上，以皮肤无灼痛感为宜。当患者感觉有灼伤感时，用镊子将艾炷去掉，更换新的艾炷。每穴 3~5 壮，每天 1 次。

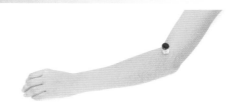

● 用艾炷隔蒜灸血海穴、足三里穴

患者取舒适体位，将大蒜切成约0.3厘米厚的片状，并用细针在上边刺数十个小孔，放在血海穴、足三里穴上。然后将花生粒般大小的艾炷放在蒜片上，点燃艾炷进行施灸。感觉有灼痛感时，更换艾炷，每灸5~7壮便可更换蒜片，以皮肤潮红为宜。

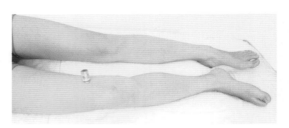

● 用艾条回旋灸肺俞穴

患者取俯卧位，将艾条一端点燃，对准穴位，在穴位上方3厘米处将艾条左右或者旋转移动，进行施灸。以皮肤温热无灼痛感为度。每次施灸10~15分钟，每日1~2次。

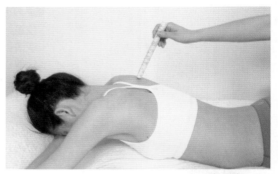

● 用艾炷无瘢痕灸郄门穴、大都穴

患者取合适体位，在穴位上涂抹一层凡士林，以便于粘连艾炷。将小型艾炷放在大都穴、郄门穴上，以皮肤无灼痛感为宜。当患者感觉有灼伤感时，用镊子将艾炷去掉，更换新的艾炷。每穴3~5壮，每天1次。

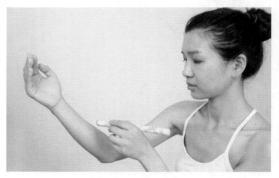

周大夫提醒

在进行艾灸治疗时，艾条悬灸时要和皮肤保持一定距离，以免烫伤皮肤。通常情况下，治疗湿疹时不宜使用艾灸罐，因为艾灸罐不易将体内的湿气排除。灸治皮肤病时一定要用艾条悬灸。最后，艾灸时需要耐心和毅力。

02 荨麻疹

灸足三里穴、神阙穴、风池穴、
风市穴、委中穴、合谷穴

荨麻疹是多种原因所致的一种皮肤黏膜血管反应性疾病，属于常见皮肤病。荨麻疹根据病程可分为急性荨麻疹、慢性荨麻疹，以及特殊类型荨麻疹。引起荨麻疹的病因复杂，所以很多情况下不能确定病因。

艾灸的穴位解析

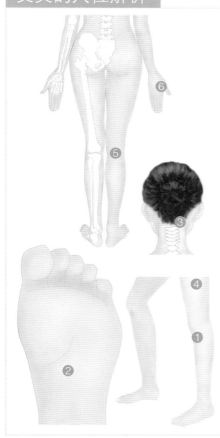

① 足三里穴

位置： 位于小腿前外侧，当犊鼻下3寸，距胫骨前缘一横指处。

取法： 在外膝眼下四横指，胫骨边缘处。

疗效： 灸此穴可有效治疗慢性荨麻疹。

② 神阙穴

位置： 位于脐窝正中。

取法： 肚脐正中即是此穴。

疗效： 灸此穴可有效缓解急性荨麻疹。

③ 风池穴

位置： 在项部，当枕骨之下，与风府穴相平，胸锁乳突肌与斜方肌上端之间的凹陷处。

取法： 正坐或俯伏，在项后，与风府穴（督脉）相平，当胸锁乳突肌与斜方肌上端之间的凹陷中取穴。

疗效： 灸此穴可壮阳益气，有效缓解气虚血热型荨麻疹。

④ 风市穴

位置： 在大腿外侧部的中线上，当腘横纹水平线上7寸。

取法： 身体直立，手下垂于体侧，中指尖所到处即是。

疗效： 灸此穴可运化水湿，治疗湿困脾土型荨麻疹。

⑤ 委中穴

位置： 位于腘横纹中点，当股二头肌腱与半腱肌肌腱的中间。

取法： 在腘横纹中央，股二头肌腱与半腱肌肌腱的中间处取穴。

疗效： 灸此穴可除湿热，有效缓解皮肤瘙痒。

⑥ 合谷穴

位置： 位于手背，第1、2掌骨之间，约平第2掌骨中点处。

取法： 拇指、食指合拢，在肌肉的最高处便是该穴。

疗效： 灸此穴健脾除湿，有效缓解湿困脾土型荨麻疹。

施灸的操作方法

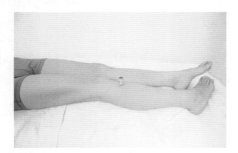

● 用艾炷隔姜灸足三里穴

患者取仰卧位。将新鲜的老姜切成厚约0.3厘米的薄片，用细针刺无数小孔，然后放在穴位上。将艾炷放在姜片的正中央，点燃进行施灸，以皮肤温热无灼痛感为宜。每次2~3壮，每日1~2次。

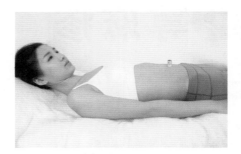

● 用艾炷隔盐灸神阙穴

患者取仰卧位，将适量盐填平肚脐，将花生大小的艾炷放在盐上，用线香将艾炷点燃。感觉皮肤发烫时将艾炷去除，以肚腹内温热舒适为度。每次2~3壮，每日1~2次。

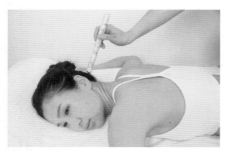

● 用艾条温和灸风池穴

患者取俯卧位，将艾条点燃在风池穴上方3厘米左右进行施灸，以患者有温热感而无烧灼感为度。每次灸15分钟，每日1~2次。

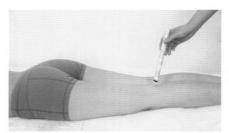

● 用艾条温和灸风市穴、合谷穴、委中穴

患者根据穴位分别取侧卧、正坐俯腕、俯卧姿势，将艾条点燃放在风市穴、合谷穴、委中穴上方3厘米左右进行施灸，以患者有温热感而无烧灼感为度。每次灸15~20分钟，每日1~2次。

周大夫提醒

本病需坚持治疗才会有比较显著的效果。同时，注意饮食，不能吃辛辣刺激性食物，如果在治疗过程中，食用辛辣刺激性食物，可能导致疾病反复。当然，烟酒也是禁忌，尽量避免接触。

03 神经性皮炎

灸风池穴、曲池穴、血海穴、神门穴、
三阴交穴、太白穴、太渊穴

神经性皮炎是一种皮肤功能障碍性疾病，为常见多发性皮肤病，常见于青年和成年。经常成片出现，多发于颈部、四肢、腰骶皮肤，常呈淡红或淡褐色。剧烈瘙痒是其主要症状。

艾灸的穴位解析

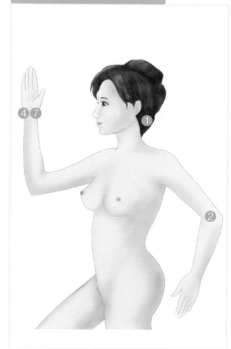

1 风池穴

位置：在项部，当枕骨之下，与风府穴相平，胸锁乳突肌与斜方肌上端之间的凹陷处。

取法：正坐或俯伏，在项后，与风府穴（督脉）相平，当胸锁乳突肌与斜方肌上端之间的凹陷中取穴。

疗效：灸此穴可壮阳益气，有效缓解风湿病邪侵袭所致神经性皮炎。

2 曲池穴

位置：位于肘横纹外侧端，屈肘，当尺泽穴与肱骨外上髁连线中点。

取法：屈肘，肘横纹尽处，即肱骨外上髁内缘凹陷处。

疗效：灸此穴可清化湿热，有效缓解脾虚湿盛型神经性皮炎。

3 血海穴

位置：在大腿内侧，髌骨底内侧端上2寸，当股四头肌内侧头的隆起处。

取法：正坐屈膝位，在髌骨内上缘上2寸，当股内侧肌突起中点处取穴。

疗效：灸此穴可滋阴补血，有效缓解血虚风燥型神经性皮炎。

4 神门穴

位置：位于腕部，腕掌侧横纹尺侧端，尺侧腕屈肌腱的桡侧凹陷处。

取法：正坐仰掌，在腕关节手掌侧，尺侧腕屈肌腱的桡侧凹陷处取穴。

疗效：灸此穴可宁心安神，止痒。

5 三阴交穴

位置：位于内踝尖直上3寸，胫骨内侧缘后方。

取法：正坐或仰卧，沿小腿内侧，当足内踝尖上一夫（3寸），胫骨内侧缘后方即是。

疗效：灸此穴可舒肝解郁，有效缓解肝郁化火型神经性皮炎。

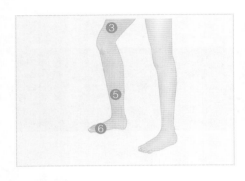

6 太白穴

位置：位于足内侧缘，当第1跖骨小头后下方凹陷处。

取法：在第1跖趾关节后下方赤白肉际凹陷处。

疗效：可健脾除湿，有效缓解脾虚湿盛型神经性皮炎。

7 太渊穴

位置：位于腕掌侧横纹桡侧端，桡动脉搏动处。

取法：在手腕横纹上，拇指根部侧便是此穴。

疗效：可清热去湿，有效缓解风湿热型神经性皮炎。

施灸的操作方法

● 用艾条温和灸风池穴、神门穴、曲池穴

患者取俯卧和仰卧的姿势，将艾条的一端点燃，对准风池穴、神门穴、曲池穴，在距皮肤2～3厘米处进行施灸，使局部有温热舒适感。每次灸15分钟，至皮肤微红温热为宜。

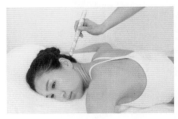

● 用艾炷隔姜灸三阴交穴、血海穴

患者取仰卧舒适位，取鲜生姜切成厚约0.3厘米的薄片，并用细针扎数孔，放在三阴交穴、血海穴上，然后将艾炷放在姜片上，再点燃艾炷顶端，使局部有温热舒适感为宜，感觉穴位有灼痛感时更换艾炷，每穴灸3～5壮，每日灸1次。

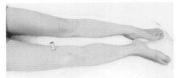

● 用艾条温和灸太白穴、太渊穴

患者取仰卧姿势，将艾条的一端点燃，对准太白穴、太渊穴，在距皮肤2～3厘米处进行施灸，使局部有温热舒适感。每次灸15分钟，至皮肤微红温热为宜。

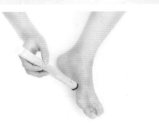

周大夫提醒

在利用艾条进行熏灸时，皮肤以有温热感、红晕而无灼痛又能耐受为度，假如有灼痛感应立即调整艾条与皮肤之间的距离，以免烫伤皮肤。通常对神经性皮炎艾灸3日后，瘙痒症状便会明显减轻或消失，肤色将慢慢恢复正常。

04 皮肤瘙痒

灸风门穴、曲池穴、章门穴、肺俞穴、
膈俞穴、中府穴

皮肤瘙痒是一种自觉皮肤瘙痒而无原发性损害的神经精性皮肤病。临床上可分为全身性皮肤瘙痒和局限性皮肤瘙痒，其症状主要表现为阵发性、痒感剧烈。其常在夜间加重，影响睡眠。

艾灸的穴位解析

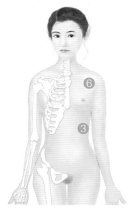
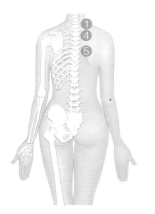

① 风门穴

位置：位于背部，第 2 胸椎棘突下，旁开 1.5 寸。

取法：俯卧位，在第 2 胸椎棘突下，督脉旁开 1.5 寸处取穴。

疗效：灸此穴可疏风清热，有效缓解瘙痒症状。

② 曲池穴

位置：位于肘横纹外侧端，屈肘，当尺泽穴与肱骨外上髁连线中点。

取法：屈肘，肘横纹尽处，即肱骨外上髁内缘凹陷处。

疗效：灸此穴可补血活血，有效止痒。

③ 章门穴

位置：位于人体侧腹部，当第 11 肋游离端的下方。

取法：把手掌贴在脸上，约肘尖的位置，第 11 肋游离端下方。

疗效：灸此穴可有效缓解肝郁血虚型皮肤瘙痒。

④ 肺俞穴

位置：位于第 3 胸椎棘突下，左右旁开 1.5 寸。

取法：在背部，第 3 胸椎棘突下，左右旁开两横指宽处。

疗效：灸此穴可补虚清热，有效缓解血虚风燥型皮肤瘙痒。

⑤ 膈俞穴

位置：位于第 7 胸椎棘突下，左右旁开 1.5 寸。

取法：在背部，当第 7 胸椎棘突下，左右旁开两横指宽处。

疗效：灸此穴可散热化血，有效缓解年老体弱型皮肤瘙痒。

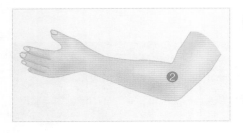

⑥ 中府穴

位置：胸前壁的外上方，云门穴下 1 寸，体前正中线旁开 6 寸，平第 1 肋间隙处。

取法：仰卧位，在胸壁的外上部，平第 1 肋间隙，距胸骨正中线 6 寸处取穴。

疗效：灸此穴可益气凉血，有效缓解常年不愈的皮肤瘙痒。

施灸的操作方法

• 用艾条回旋灸风门穴、肺俞穴、膈俞穴

患者取俯卧位，将艾条一端点燃，对准风门穴、肺俞穴、膈俞穴，在穴位 3 厘米的位置上，艾条左右或者旋转移动，进行施灸。以皮肤温热无灼痛感为度，每次施灸 20~30 分钟。

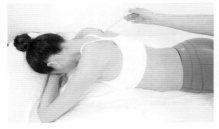

• 用艾条温和灸章门穴

患者取侧卧位，将艾条点燃，对准穴位，在距皮肤 3 厘米左右处进行施灸。以感到施灸处温热舒适为度。每日灸 1 次，每次灸 20 ~ 30 分钟。

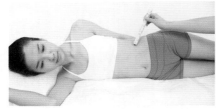

• 用艾条回旋灸中府穴、曲池穴

患者取仰卧位和俯卧位。将艾条一端点燃，对准中府穴、曲池穴，在穴位上方 3 厘米处用艾条左右或者旋转移动，进行施灸。以皮肤温热无灼痛感为度，每次施灸 20~30 分钟，每日 1 次。

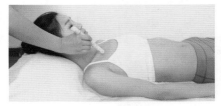

周大夫提醒

艾灸治疗皮肤瘙痒期间，还要注意平时的保养，比如日常中应该注意穿柔软宽松型内衣。另外，注意皮肤卫生，尽量不要过分搔抓，不用热水烫洗。在饮食方面，限制饮用酒类、浓茶、咖啡及食用辛辣食品，少吃鱼虾蟹等动风发物。

05 白癜风

灸曲池穴、足三里穴、血海穴、风池穴、风市穴、气海穴、拳尖穴

白癜风是一种常见多发的色素性皮肤病。该病以局部或泛发性色素脱失形成白斑为特征，影响美观，易诊断，却很难治疗。该病多发在面部、颈部、骶尾部、指（趾）背部，可分为创伤性、节段性、先天性三类。

艾灸的穴位解析

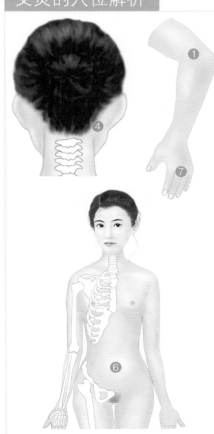

① 曲池穴

位置：位于肘横纹外侧端，屈肘，在尺泽穴与肱骨外上髁连线中点处。

取法：屈肘，肘横纹尽处，即肱骨外上髁内缘凹陷处。

疗效：灸此穴可疏散风邪，有效调整免疫功能。

② 足三里穴

位置：位于小腿前外侧，当犊鼻下3寸，距胫骨前缘一横指处。

取法：在外膝眼下四横指，胫骨边缘处。

疗效：灸此穴可调节改善机体免疫功能，有效缓解免疫功能失调引发的白癜风。

③ 血海穴

位置：在大腿内侧，髌底内侧端上2寸，当股四头肌内侧头的隆起处。

取法：正坐屈膝位，在髌骨内上缘上2寸，当股内侧肌突起中点处取穴。

疗效：灸此穴有效缓解肝郁血虚引发的白癜风。

④ 风池穴

位置：在项部，当枕骨之下，与风府穴相平，胸锁乳突肌与斜方肌上端之间的凹陷处。

取法：正坐或俯伏，在项后，与风府穴（督脉）相平，当胸锁乳突肌与斜方肌上端之间的凹陷中取穴。

疗效：灸此穴可益气调气血，有效缓解血瘀导致的白癜风。

⑤ 风市穴

位置：在大腿外侧部的中线上，当腘横纹水平线上7寸。

取法：身体直立，手下垂于体侧，中指尖所到处即是此穴。

疗效：灸此穴可运化水湿，疏散风邪，缓解病症。

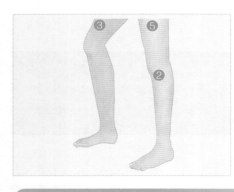

6 气海穴

位置：位于体前正中线，脐下 1.5 寸。

取法：在下腹部，用一条直线连接肚脐与耻骨上方，将其分为十等份，从肚脐向下 3/10 的位置即为此穴。

疗效：灸此穴可生发阳气，可有效缓解体质虚弱型白癜风。

7 拳尖穴

位置：位于手腕背侧，第 3 掌骨小头之高点处。

取法：握拳，掌心向下，在手背，当中指本节骨尖上。

疗效：灸此穴可有效治疗癫风。

施灸的操作方法

● 用艾条温和灸曲池穴、风池穴、拳尖穴

患者取正坐合适体位，将艾条的一端点燃，在距离曲池穴、风池穴、拳尖穴 2~3 厘米的高度进行悬灸，防止艾灰脱落烫伤皮肤。以患者皮肤产生温热感而无灼痛感为宜。每次 15 分钟，每天 1 次，10 次为 1 个疗程。

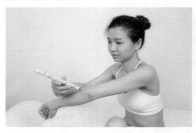

● 用艾条温和灸足三里穴、血海穴、风市穴

患者取合适体位，将艾条的一端点燃，在距离足三里穴、血海穴、风市穴 2~3 厘米的高度进行悬灸，防止艾灰脱落烫伤皮肤。以患者皮肤产生温热感而无灼痛感为宜。每次 15 分钟，每天 1 次，10 次为 1 个疗程。

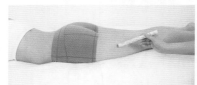

● 用艾炷隔附子灸气海穴

患者取仰卧位，取厚 0.3 厘米左右的附子片，用水浸泡之后，在中间用针刺数个针孔，放在气海穴上，将黄豆大小的大艾炷放在附子片中间进行施灸，以局部有温热舒适感或稍有红晕为度。每次 3 ~ 5 壮，隔日或 3 日 1 次，每月 10 次。

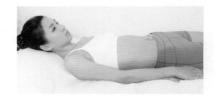

周大夫提醒

在灸治白斑时，前 7 ~ 8 次要注意将白斑灸到高度充血即粉红色，每日灸 1 次。此后，灸到深红色或接近正常肤色，每日可灸 1 ~ 2 次。通常灸 30 次左右，白斑转为正常肤色。直灸到与正常肤色相同时，即可停灸。

第十二章

艾灸治疗
儿科常见病

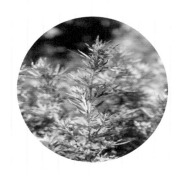
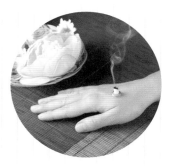
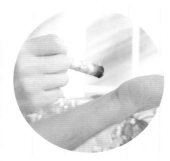

01 小儿腹泻

灸大肠俞穴、足三里穴、上巨虚穴、天枢穴、
中脘穴、神阙穴、脾俞穴、胃俞穴、三阴交穴

小儿腹泻是由多病原、多因素引起的以腹泻为主的一组临床综合征，根据病因可分为感染性和非感染性两类，是仅次于呼吸道感染的第二大常见病、多发病。小儿腹泻可同时伴有发热、呕吐、腹胀、腹痛、黏液便、血便等症状。

艾灸的穴位解析

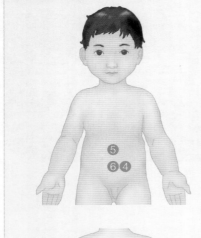
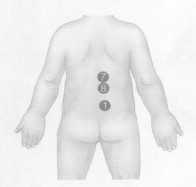

1 大肠俞穴

位置：位于腰部，当第 4 腰椎棘突下，左右旁开 1.5 寸。

取法：在人体腰部，当第 4 腰椎棘突下，左右旁开两横指宽处。

疗效：灸此穴可清热化湿，有效缓解风寒腹泻。

2 足三里穴

位置：位于小腿前外侧，当犊鼻穴下 3 寸，距胫骨前缘一横指处。

取法：在外膝眼下四横指，胫骨边缘处。

疗效：灸此穴可疏风化湿、扶正祛邪，有效缓解呕吐、泄泻症状。

3 上巨虚穴

位置：在小腿前外，当犊鼻穴下 6 寸，足三里穴下 3 寸。

取法：犊鼻穴下 6 寸，就在足三穴里与下巨虚穴连线的中点处。

疗效：灸此穴可有效缓腹泻引起的大便稀疏，呈水样症状。

4 天枢穴

位置：位于腹部，脐中旁开 2 寸。

取法：取仰卧位，在脐中（任脉之神阙穴）旁开 2 寸处取穴。

疗效：灸此穴可有效缓解脾虚腹泻。

5 中脘穴

位置：位于人体上腹部，前正中线上，当脐中上 4 寸。

取法：腹部正中线上，胸骨下端和肚脐连线中点即为此穴。

疗效：灸此穴可和中止泻，缓解腹泻。

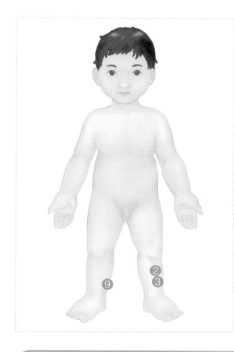

⑥ 神阙穴

位置：位于脐窝正中。

取法：肚脐正中即是此穴。

疗效：灸此穴可温补肾阳，有效缓解小儿久泻不止。

⑦ 脾俞穴

位置：第 11 胸椎棘突下，左右旁开 1.5 寸。

取法：在背部，第 11 胸椎棘突下，左右旁开两横指宽处。

疗效：灸此穴可健脾益虚，有效缓解脾虚腹泻。

⑧ 胃俞穴

位置：位于背部，当第 12 胸椎棘突下，旁开 1.5 寸。

取法：当第 12 胸椎棘突下，左右旁开两横指宽处。

疗效：灸此穴可外散胃腑之热，有效缓解小儿秋冬季腹泻。

⑨ 三阴交穴

位置：位于内踝尖直上 3 寸，胫骨内侧缘后方。

取法：正坐或仰卧，沿小腿内侧，当足内踝尖上一夫（3 寸），胫骨内侧缘后方即是。

疗效：灸此穴可有效缓解小儿秋季腹泻。

施灸的操作方法

● **用艾炷隔姜灸大肠俞穴、脾俞穴、胃俞穴**

患者取俯卧位。将新鲜的老姜切成厚约 0.3 厘米的薄片，用细针在其上刺无数小孔，然后放在大肠俞穴、脾俞穴、胃俞穴上。将艾炷放在姜片的正中央，点燃进行施灸，以皮肤温热无灼痛感为宜。每次每穴 3~5 壮，每日 1 次。

● **用艾条温和灸足三里穴、上巨虚穴**

患者取仰卧或正坐姿势，将艾条的一端点燃，在距离足三里穴、上巨虚穴 3~5 厘米的高度进行悬灸。以患者皮肤产生温热感而无灼痛感为宜。每次 10 分钟，每天 1 次，3 天一疗程，到止泻为止。

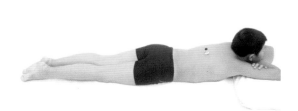

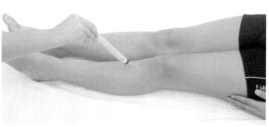

● 用艾炷隔姜灸中脘穴、天枢穴、神阙穴

患者取仰卧位，取鲜生姜切成厚约 0.3 厘米的薄片，并用细针扎数孔，放在中脘穴、天枢穴、神阙穴上，然后将艾炷放在姜片上，再点燃艾炷顶端，使局部有温热舒适感为宜，感觉穴位处有灼痛感时更换艾炷，每穴灸 2 ~ 3 壮，每日灸 1 次。

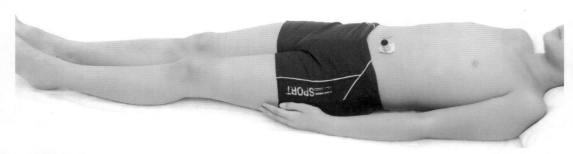

● 用艾条回旋灸三阴交穴

患者取仰卧位，施灸者点燃艾条，站在患者一侧，将艾条一端点燃，对准穴位，在距离皮肤 2~3 厘米处将艾条左右或者旋转移动，进行施灸。移动速度要注意把握好，不可过快，以防止艾灰脱落烫伤皮肤。移动范围应该在 3 厘米左右，每次灸 5 分钟，每日 1 次。

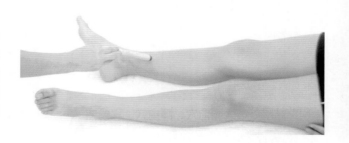

周大夫提醒

在利用艾条温和灸疗之前，对于寒证所致腹泻，还可在穴位上放置一小片姜片；如果是脾肾虚弱型小儿腹泻，可在穴位上先均匀撒些盐，然后再放姜片进行施灸，这样效果会更加显著。

02 小儿厌食症

灸足三里穴、梁门穴、四缝穴、下脘穴、商丘穴、身柱穴、胃俞穴

小儿厌食症是以小儿较长期食欲减退或食欲缺乏为主的症状。它是一种症状，并非一种独立的疾病。其主要症状有呕吐、食欲不振、腹泻、便秘、腹胀、腹痛和便血等。一些外界环境因素以及不合理的饮食方式都会导致小儿厌食。

艾灸的穴位解析

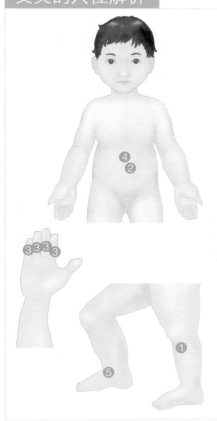

1 足三里穴

位置：位于小腿前外侧，当犊鼻穴下3寸，距胫骨前缘一横指处。

取法：在外膝眼下四横指，胫骨边缘处。

疗效：灸此穴可调理脾胃，有效缓解小儿食欲减退症状。

2 梁门穴

位置：位于脐中上4寸，前正中线旁开2寸处。

取法：仰卧位，在脐上4寸，中脘穴旁开2寸处取穴。

疗效：灸此穴可消食导滞，有效缓解食欲不振症状。

3 四缝穴

位置：在第2到第5指掌侧，近端指间关节的中央，一侧四穴。

取法：仰掌伸指，当手第2到第5指近端指间关节横纹中央。

疗效：灸此穴可有效缓解实证小儿厌食症。

4 下脘穴

位置：在上腹部，前正中线上，当脐中上2寸。

取法：仰卧，在腹中线上，肚脐向上2寸处取穴。

疗效：灸此穴可消积化滞，有效缓解食饮不化引发的小儿厌食症。

5 商丘穴

位置：位于足内踝前下方凹陷中，当足舟骨粗隆与内踝尖连线的中点处。

取法：在足舟骨粗隆与内踝高点连线之中点处，即内踝前下方凹陷处。

疗效：灸此穴通调肠胃，有效缓解食欲不振。

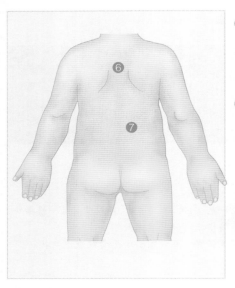

6 身柱穴

位置：位于人体背部，当后正中线上，第3胸椎棘突下陷中。

取法：在第3胸椎下陷中取穴。

疗效：灸此穴可有效缓解虚证之小儿厌食症。

7 胃俞穴

位置：位于背部，当第12胸椎棘突下，左右旁开1.5寸。

取法：当第12胸椎棘突下，左右旁开两横指宽处。

疗效：灸此穴可有效缓解食欲低下。

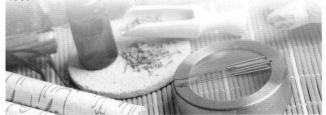

施灸的操作方法

• 用艾条温和灸足三里穴、商丘穴

患者取仰卧姿势，将艾条一端点燃，在距离足三里穴、商丘穴3~5厘米处进行施灸，以局部皮肤潮红感到温热为度。每穴可灸15~20分钟，每日灸治1次。

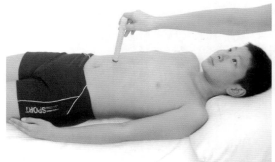

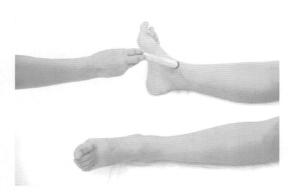

• 用艾条温和灸梁门穴、下脘穴

患者取仰卧姿势，将艾条一端点燃，在距离梁门穴、下脘穴3~5厘米处进行施灸，以局部皮肤潮红感到温热为度。每穴可灸15~20分钟，每日灸治1次。

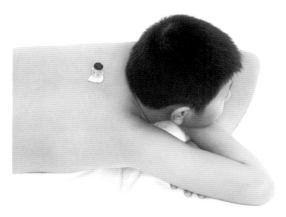 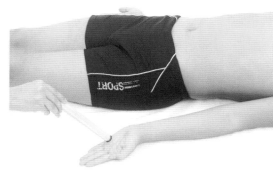

● 用艾炷隔姜灸身柱穴、胃俞穴

患者采取俯卧位，找准身柱穴、胃俞穴。将新鲜的老姜切成厚约 0.3 厘米的薄片，并在其上刺无数小孔，置于皮肤上。将艾炷放在姜片的正中央，以皮肤温热无灼痛感为宜。每穴每次 3~5 壮，每日 1 次。

● 用艾条温和灸四缝穴

患者取仰卧位，将艾条一端点燃，对穴位进行施灸，以皮肤潮红无灼痛感为度。每次 15 分钟，每日 1 次。

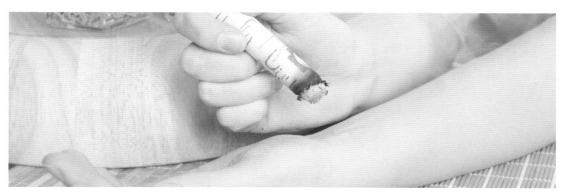

周大夫提醒

我们应该根据小儿的年龄进行施灸，开始艾灸时，要记住循序渐进的原则。从每穴 5 分钟做起，逐渐延长艾灸时间。时间不要太长，以免宝宝身体受不了。艾灸的热度取决于治疗的效果，其治疗效果也往往取决于宝宝的配合程度。

03 小儿惊风

灸神阙穴、气海穴、章门穴、印堂穴、足三里穴、肝俞穴、肾俞穴、丰隆穴、行间穴

惊风是小儿时期常见的一种急重病症，一般以 1~5 岁的小儿多见，年龄越小，发病率越高。该病伴有发热者，多为感染性疾病所致，不伴有发热者，多为非感染性疾病所致。该病变化迅速，来势凶险，常常会危及小儿生命。

艾灸的穴位解析

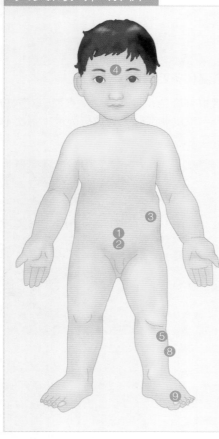

① 神阙穴

位置：位于脐窝正中。

取法：肚脐正中即为本穴。

疗效：灸此穴可有效治疗慢惊风。

② 气海穴

位置：位于体前正中线，脐下 1.5 寸。

取法：在下腹部，用一条直线连接肚脐与耻骨上方，将其分为十等份，从肚脐向下 3/10 的位置。

疗效：灸此穴可生发阳气，可有效缓解湿热疫毒引发的惊风。

③ 章门穴

位置：位于人体侧腹部，当第 11 肋游离端的下方。

取法：把手掌贴在脸上，约肘尖的位置，第 11 肋游离端下方即为此穴。

疗效：灸此穴可平肝息风，有效缓解邪陷心肝型小儿惊风。

④ 印堂穴

位置：位于前额部，当两眉头间连线与前正中线之交点处。

取法：在面部，两眉头连线中点即为此穴。

疗效：灸此穴可镇惊止眩、通窍苏厥，有效缓解小儿慢惊风症状。

⑤ 足三里穴

位置：位于小腿前外侧，当犊鼻穴下 3 寸，距胫骨前缘一横指处。

取法：在外膝眼下四横指，胫骨边缘处。

疗效：可疏风化湿、扶正祛邪，有效缓解风热动风型小儿惊风。

⑥ 肝俞穴

位置：位于背部，第 9 胸椎棘突下，左右旁开 1.5 寸。

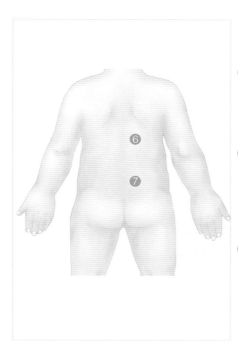

取法：在第 9 胸椎棘突下，左右旁开两横指宽处。

疗效：此穴可疏肝理气，有效缓解邪陷心肝型小儿惊风。

7 肾俞穴

位置：在第 2 腰椎棘突下，左右旁开 1.5 寸。

取法：位于腰部，当第 2 腰椎棘突下，左右旁开两横指宽处。

疗效：此穴可缓解脾肾阳虚，有效治疗慢惊风。

8 丰隆穴

位置：在小腿前外侧，外踝尖上 8 寸，条口穴外 1 寸，胫骨前嵴外两横指处。

取法：将小腿前外侧的膝眼和外踝尖两点连线中点。

疗效：此穴可有效缓解小儿惊风引发的痰鸣。

9 行间穴

位置：位于足背侧，当第 1、2 趾间，趾蹼缘的后方赤白肉际处。

取法：在第 1、2 趾间缝隙边缘后方约 2 寸处取穴。

疗效：此穴可有效缓解急惊风。

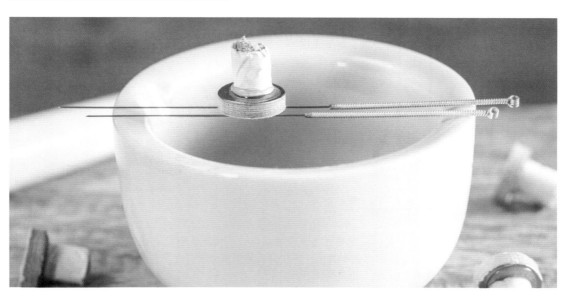

施灸的操作方法

● 用艾炷隔姜灸气海穴、足三里穴、丰隆穴

患者取仰卧位或侧卧位，取鲜生姜切成厚约0.3厘米的薄片，并用细针扎数孔，放在气海穴、足三里穴、丰隆穴上，然后将艾炷放在姜片上，再点燃艾炷顶端，使局部有温热舒适感为宜，感觉穴位有灼痛感时更换艾炷，每穴灸3 ~ 5壮，每日灸1次，以皮肤潮红湿润为度。

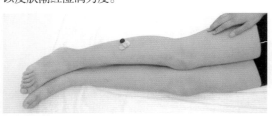

● 用艾条温和灸肝俞穴、肾俞穴

患者取俯卧姿势。将艾条的一端点燃，然后对准穴肝俞穴、肾俞穴，在距离皮肤2~3厘米的位置进行悬灸，防止烫伤。以患者皮肤产生温热感而无灼痛感为宜。每穴10~15分钟，每天1次。

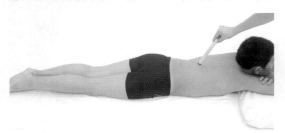

● 用艾条温和灸章门穴、印堂穴、行间穴

患者取仰卧姿势，在头部下放软垫。将艾条的一端点燃，然后对准穴章门穴、印堂穴、行间穴，在距离皮肤2~3厘米的位置进行悬灸，防止烫伤。以患者皮肤产生温热感而无灼痛感为宜。每穴10~15分钟，每天1次。

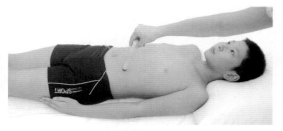

● 用艾炷隔盐灸神阙穴

患者取仰卧位，将适量盐填平肚脐，将花生大小的艾炷放在盐上，用线香将艾炷点燃。患儿感觉皮肤有发烫感时，将艾炷去除更换新艾炷，以肚腹内温热舒适为度。每次3~5壮，每日1次，3次一疗程。

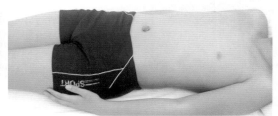

周大夫提醒

在艾灸治疗时，一定要注意患儿的状态，根据不同症状进行施灸。避免时邪感染。平时一定要注意小儿的饮食卫生，不吃腐败及变质食物。在病症发作时，尽量让孩子保持安静，避免外界刺激。

04 小儿遗尿

灸肾俞穴、气海穴、关元穴、膀胱俞穴、
太溪穴、神门穴、次髎穴、足三里穴

小儿遗尿是一种不自觉排尿的病症。一般在睡觉时不自觉排尿，俗称尿床，通常发生在3岁以上的小儿。该病多因肾气不足，膀胱寒冷，下元虚寒，或病后体质虚弱，脾肺气虚，或不良习惯所致。

艾灸的穴位解析

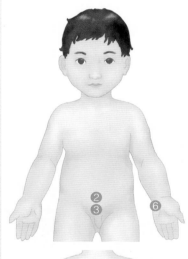

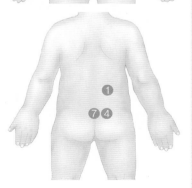

① 肾俞穴

位置：第2腰椎棘突下，左右旁开1.5寸。

取法：位于腰部，当第2腰椎棘突下，左右旁开两横指处。

疗效：灸此穴可固摄肾关，有效缓解肾阳虚型遗尿。

② 气海穴

位置：位于体前正中线，脐下1.5寸。

取法：在下腹部，用一条直线连接肚脐与耻骨上方，将其分为十等份，从肚脐向下3/10的位置即是此穴。

疗效：灸此穴可益气补肾，有效缓解肾阳虚型遗尿。

③ 关元穴

位置：位于体前正中线，脐下3寸。

取法：在腹中线上，脐下四横指处。

疗效：灸此穴可温补肾气，有效缓解肾气不足导致的小儿遗尿。

④ 膀胱俞穴

位置：在骶部，当骶正中嵴旁开1.5寸，与第2骶后孔齐平。

取法：取俯卧姿势，平第2骶后孔，当髂后上棘内缘下与骶骨间的凹陷处取穴。

疗效：灸此穴此穴可有效缓解脾肺气虚导致的小儿遗尿。

⑤ 太溪穴

位置：位于足内侧，内踝后方，当内踝尖与跟腱之间的凹陷处。

取法：正坐或仰卧，内踝后缘与跟腱前缘的中间，与内踝尖平齐。

疗效：灸此穴此穴可清湿热，有效缓解遗尿量多、小便频数。

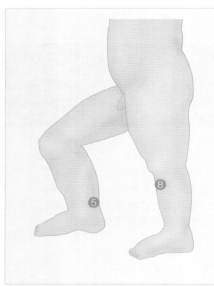

6 神门穴

位置：位于腕部，腕掌侧横纹尺侧端，尺侧腕屈肌腱的桡侧凹陷处。

取法：正坐仰掌，在腕关节手掌侧，尺侧腕屈肌腱的桡侧凹陷处取穴。

疗效：灸此穴可补益心气，有效缓解遗尿导致的形寒肢冷。

7 次髎穴

位置：位于髂后上棘下与后正中线之间，适对第2骶后孔中。

取法：在第2骶后孔处，脊椎骨的末端向上数第3骶，大约三横指处。

疗效：灸此穴可有效缓解肾阳不足之小儿遗尿。

8 足三里穴

位置：位于小腿前外侧，当犊鼻穴下3寸,距胫骨前缘一横指处。

取法：在外膝眼下四横指，胫骨边缘处。

疗效：灸此穴可有效缓解脾阳虚型小儿遗尿。

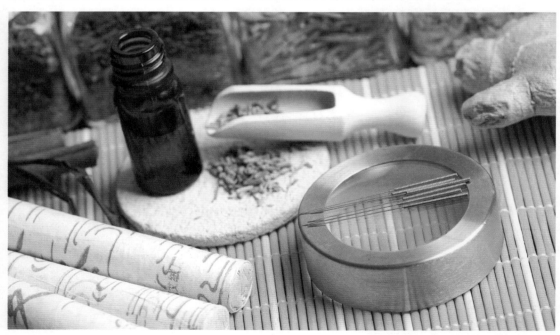

施灸的操作方法

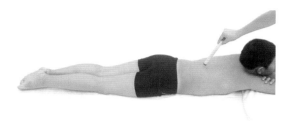

• 用艾条温和灸肾俞穴、膀胱俞穴、次髎穴

　　患者可采用俯卧姿势，将艾条的一端点燃，在距离肾俞穴、膀胱俞穴、次髎穴 3~5 厘米的高度进行悬灸。注意集中注意力，防止艾灰脱落烫伤皮肤。以患者皮肤产生温热感而无灼痛感为宜。每穴 5~10 分钟，每天 1 次。

• 用温针灸气海穴、关元穴

　　患者可采用仰卧的姿势，将针刺入气海穴、关元穴，并且运用适当的补泻手法将针留在皮肤中。然后将艾绒均匀地裹在针头上，点燃艾绒进行施灸。当艾绒烧尽之后，便可清除艾灰，取出毫针。

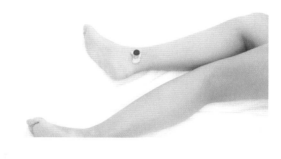

• 用艾炷隔姜灸神门穴、太溪穴

　　患者取仰卧位。将新鲜的老姜切成厚约 0.3 厘米的薄片，用细针在其上刺无数小孔，然后放在神门穴、太溪穴上。将艾炷放在姜片的正中央，点燃进行施灸，以皮肤温热无灼痛感为宜。每次每穴 3~5 壮，每日 1 次。

• 用艾条回旋灸足三里穴

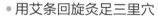

　　患者取仰卧或正坐位，施灸者点燃艾条，站在患者一侧，将艾条一端点燃，对准穴位，在距离皮肤 2~3 厘米处，将艾条左右或者旋转移动，进行施灸。移动速度要注意把握好，不可过快，以防止艾灰脱落烫伤皮肤。移动范围应该在 3 厘米左右，每穴灸 5~10 分钟。

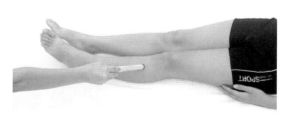

周大夫提醒

　　假如小儿不能配合，不要轻易施灸，以免伤害到孩子。对于小儿艾灸，假如不能正确把握方法，应该到正规医院接受治疗。另外，实热证、阴虚发热者不宜施灸，还有一些比较稚嫩的部位尽量不要施灸。

05 小儿多动症

灸心俞穴、神门穴、合谷穴、水沟穴、
内关穴、太冲穴

小儿多动症即注意缺陷多动障碍，是指与同
龄儿童相比，有明显的注意力集中困难、注意力持
续时间短暂、活动过度或冲动的一组综合征。可分
为注意障碍为主型、多动冲动型以及混合型。

艾灸的穴位解析

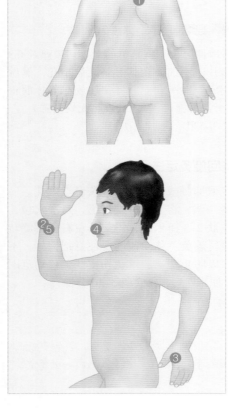

1 心俞穴

位置：位于第5胸椎棘突下，左右旁开1.5寸。
取法：在背部，当第5胸椎棘突下，左右旁开两横指宽处。
疗效：灸此穴可醒脑养心、安神养志。

2 神门穴

位置：位于腕部，腕掌侧横纹尺侧端，尺侧腕屈肌腱的桡侧
　　　　凹陷处。
取法：正坐仰掌，在腕关节手掌侧，尺侧腕屈肌腱的桡侧凹
　　　　陷处取穴。
疗效：灸此穴可补益心气，有效缓解小儿多动现象。

3 合谷穴

位置：位于手背，第1、2掌骨之间，约平第2掌骨中点处。
取法：拇指、食指合拢，在肌肉的最高处便是该穴。
疗效：灸此穴可行气豁痰、开窍止动。

4 水沟穴

位置：位于人中沟正中线上1/3与下2/3交界处。
取法：在上唇上中部，人中沟的上1/3与中1/3的交点。
疗效：可醒神开窍、清热息风，有效缓解小儿不稳定情绪。

5 内关穴

位置：位于前臂正中，腕横纹上2寸，在桡侧屈腕肌腱与掌
　　　　长肌腱之间。
取法：从近手腕之横皱纹的中央，往上约三指宽的中央。
疗效：灸此穴可疏解肝郁、调神启闭、安神宁志。

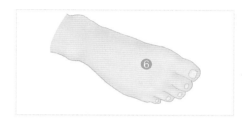

⑥ 太冲穴

位置：位于足背侧，第 1、2 跖骨结合部之前凹陷处。

取法：正坐垂足或仰卧，于足背第 1、2 跖骨之间，跖骨底结合部前方凹陷处，当踇长伸肌腱外缘处取穴。

疗效：灸此穴可平肝息风、安定情志。

施灸的操作方法

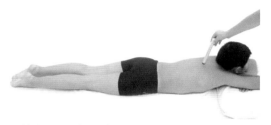

● **用艾条温和灸心俞穴、合谷穴**

　　患者取俯卧姿势。将艾条的一端点燃，然后对准穴心俞穴、合谷穴，在距离皮肤 2~3 厘米的位置进行悬灸，防止烫伤。以患者皮肤产生温热感而无灼痛感为宜。每穴 5~10 分钟，每天 1 次。

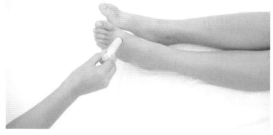

● **用艾条温和灸神门穴、内关穴、太冲穴**

　　患者取仰卧位，可在灸完心俞穴之后，温和灸神门穴、内关穴、太冲穴，也是按同样的方法进行悬灸。每穴 5~10 分钟，每天 1 次。

● **用艾条温和灸水沟穴**

　　患者取仰卧姿势，在头部下方垫软枕。将艾条的一端点燃，然后对准穴位，在距离皮肤 2~3 厘米的位置进行悬灸，防止烫伤。以患者皮肤产生温热感而无灼痛感为宜。每次 5~10 分钟，每天 1 次。

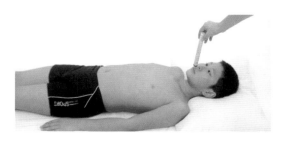

周大夫提醒

　　除了上述穴位，可根据患儿不同的症状反映，还可以灸疗其他穴位。比如血瘀型可灸血海穴，肝郁化火型可加灸太冲穴、三阴交穴，食滞可加足三里穴等，还可以加肺俞穴、神阙穴以增强机体免疫功能。

06 小儿疳积

灸脾俞穴、胃俞穴、中脘穴、天枢穴、
足三里穴、章门穴、公孙穴、四缝穴

小儿疳积是指小儿时期一种多由营养失衡造成的常见病症。主要是指由于喂养不当，或由于多种疾病的影响，从而使脾胃受损而导致身体虚弱、面黄消瘦、发枯等。通常表现为面黄肌瘦、烦躁爱哭、睡眠不安、食欲不振等症状。

艾灸的穴位解析

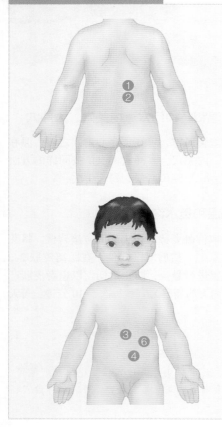

① 脾俞穴

位置：第 11 胸椎棘突下，左右旁开 1.5 寸。
取法：在背部，第 11 胸椎棘突下，左右旁开两横指宽处。
疗效：灸此穴可有效缓解食滞伤脾导致的小儿疳积。

② 胃俞穴

位置：位于背部，当第 12 胸椎棘突下，左右旁开 1.5 寸。
取法：当第 12 胸椎棘突下，左右旁开两横指宽处。
疗效：灸此穴可外散肺腑之热，有效缓解小儿食欲不振。

③ 中脘穴

位置：位于人体上腹部，前正中线上，当脐中上 4 寸。
取法：腹部正中线上，胸骨下端和肚脐连线中点处即为此穴。
疗效：灸此穴可有效缓解小儿性情急躁、食欲不振症状。

④ 天枢穴

位置：位于腹部，脐中旁开 2 寸。
取法：取仰卧位，在脐中（任脉之神阙穴）旁开 2 寸处取穴。
疗效：灸此穴可理气行滞、消食，有效缓解小儿疳积。

⑤ 足三里穴

位置：位于小腿前外侧，当犊鼻穴下 3 寸，距胫骨前缘一横指处。
取法：在外膝眼下四横指，胫骨边缘处。
疗效：灸此穴可调理脾胃，可有效缓解食滞型小儿疳积。

⑥ 章门穴

位置：位于人体侧腹部，当第 11 肋游离端的下方。
取法：把手掌贴在脸上，约肘尖的位置，第 11 肋游离端下方。
疗效：灸此穴可疏肝健脾、理气散结，有效缓解脾虚夹积性小儿疳积。

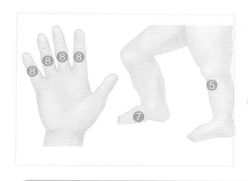

⑦ 公孙穴

位置: 位于人体足内侧边缘,当第 1 跖骨基底部的前下方。

取法: 在足内侧缘,第一跖骨基底部的前下方,赤白肉际处。

疗效: 灸此穴可和中消积,有效缓解饮食停滞症状。

⑧ 四缝穴

位置: 位于第 2 到第 5 指掌面,近端指间关节的中央,当横纹中点。

取法: 展掌,第 2 到第 5 指掌面,近端指间关中横纹中央。

疗效: 灸此穴可增强食欲,有效缓解疳积。

施灸的操作方法

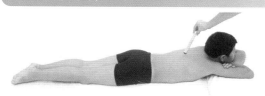

● 用艾条温和灸脾俞穴、胃俞穴

　　患者取俯卧的姿势,在头部下方放软垫。将艾条的一端点燃,然后对准穴脾俞穴、胃俞穴,在距离皮肤 2~3 厘米的位置进行悬灸,防止烫伤。以患者皮肤产生温热感而无灼痛感为宜。每穴 5~10 分钟,每天 1 次。

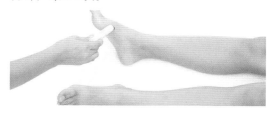

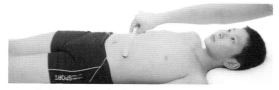

● 用艾条温和灸中脘穴、天枢穴、章门穴

　　患者取仰卧的姿势,在头部下放软垫。将艾条的一端点燃,然后对准穴中脘穴、天枢穴、章门穴,在距离皮肤 2~3 厘米的位置进行悬灸,防止烫伤。以患者皮肤产生温热感而无灼痛感为宜。每穴 5~10 分钟,每天 1 次。

● 用艾条回旋灸足三里穴、公孙穴、四缝穴

　　患者取仰卧合适体位。将艾条一端点燃,对准足三里穴、公孙穴、四缝穴,在距离穴位 3 厘米的位置上,将艾条左右或者旋转移动进行施灸。以皮肤温热无灼痛感为度,每穴施灸 5~10 分钟,每日 1 次。

周大夫提醒

　　治疗小儿疳积,还要注重平时合理喂养,进食定时定量,尽可能母乳喂养,还要注意对于缺锌、铁、钙等微量元素的小儿,应予以适当补充。另外,适当的身体锻炼也是必需的,这有助于小儿增进食欲,提高消化能力。

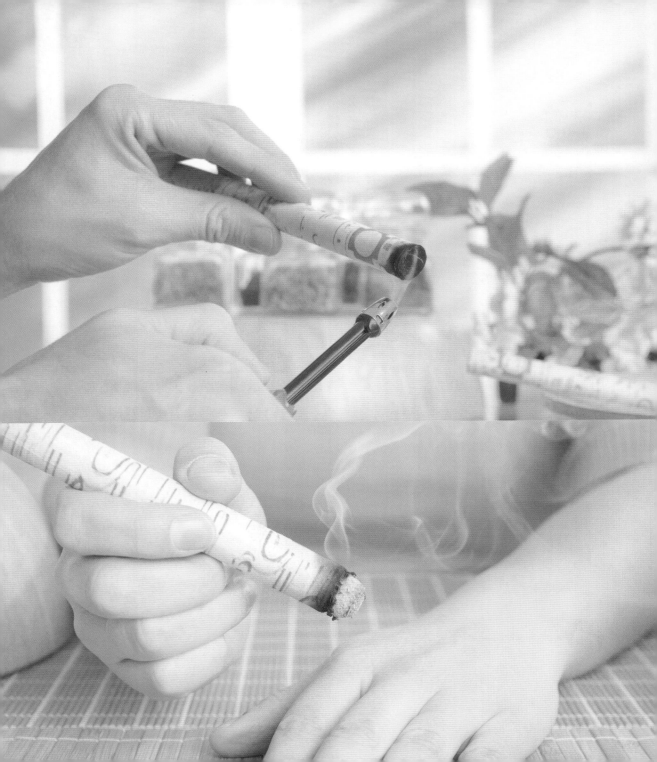

第十三章

艾灸疗法
保健美容

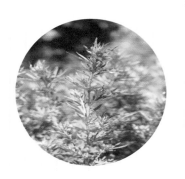
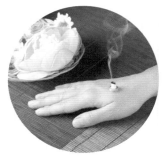
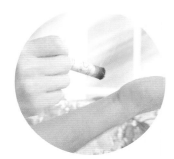

01 行气活血

灸关元穴、命门穴、气海穴、涌泉穴、足三里穴、三阴交穴

行气活血是一种治法。其中活血祛瘀与行散气滞并用，可治疗气滞血瘀证候，常用于心腹胁肋诸痛、时发时止、月经不调、跌仆劳损、胀闷不舒、产后恶露不行等一切气血涩滞之证。

艾灸的穴位解析

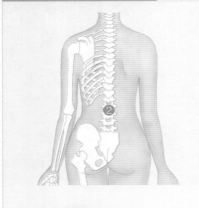
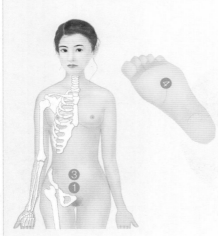

1 关元穴

位置：位于体前正中线，脐下 3 寸。

取法：在腹中线上，脐下四横指处。

疗效：灸此穴可回阳固脱，增补元气，促进血液循环。

2 命门穴

位置：在第 2 腰椎棘突下凹陷处。

取法：在后背正中线上，沿腰部寻找到第 2 腰椎棘突下凹陷处。

疗效：灸此穴可补肾壮阳，培元固本，接续督脉气血。

3 气海穴

位置：位于体前正中线，脐下 1.5 寸。

取法：在下腹部，用一条直线连接肚脐与耻骨上方，将其分为十等份，从肚脐向下 3/10 的位置。

疗效：灸此穴可升阳补气，为补气之要穴。

4 涌泉穴

位置：位于足前部凹陷处第 2、3 趾趾缝纹头端与足跟连线的前 1/3 处。

取法：在足底前 1/3 处，足趾跖屈时的凹陷处。

疗效：灸此穴可散热生气，连接全身气血。

5 足三里穴

位置：位于小腿前外侧，当犊鼻穴下 3 寸，距胫骨前缘一横指处。

取法：在外膝眼下四横指，胫骨边缘处。

疗效：灸此穴可补中益气、通经活络。

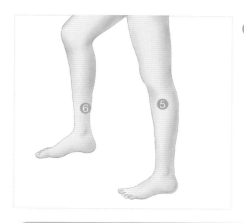

6 三阴交穴

位置：位于内踝尖直上 3 寸，胫骨内侧缘后方。

取法：正坐或仰卧，沿小腿内侧，当足内踝尖上一夫（3 寸），胫骨内侧缘后方。

疗效：灸此穴可调和气血、通经活络。

施灸的操作方法

• 用艾条温和灸关元穴、气海穴

患者取仰卧姿势。将艾条的一端点燃，然后对准关元穴、气海穴，在距离皮肤 3~5 厘米的位置进行悬灸，防止烫伤。以患者皮肤产生温热感而无灼痛感为宜。每穴 10~20 分钟，其中关元穴每 2 日施灸 1 次，气海穴每日或隔日1 次。

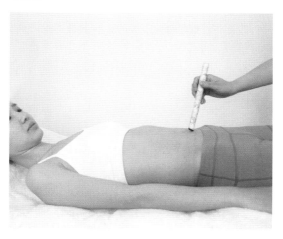

• 用艾炷隔姜灸命门穴

患者取俯卧舒适位，取鲜生姜切成厚约 0.3 厘米的薄片，并用消毒针扎数孔，放在穴位上，然后将中型艾炷放在姜片上，再点燃艾炷顶端，使局部有温热舒适感为宜。假如感觉穴位有灼痛感，可将姜片抬起以缓解疼痛，反复进行即可，每穴灸 3 ~ 5 壮，以皮肤潮红为度，每日或隔日灸 1 次。

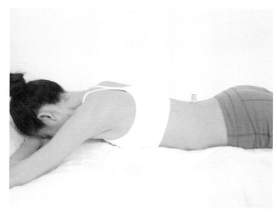

• 用艾炷瘢痕灸涌泉穴

患者取俯卧位，使脚底充分暴露，在穴位上涂抹少量凡士林，以防止艾炷脱落。然后将麦粒般大小的艾炷置于其上，将其点燃进行施灸。在施灸时，为了尽可能减轻灼烧皮肤的疼痛感，可在施灸的皮肤周围进行轻拍。当感到有灼痛感时，用镊子将艾炷夹除。每次3~7壮，每日或隔日1次，结成的水疱将会在几日之后自行脱落。

• 用艾条温和灸足三里穴、三阴交穴

患者取坐位，将艾条的一端点燃，然后对准足三里穴、三阴交穴，在距离皮肤3~5厘米的位置进行悬灸，防止烫伤。以患者皮肤产生温热感而无灼痛感为宜。每穴10~20分钟，每日1次。

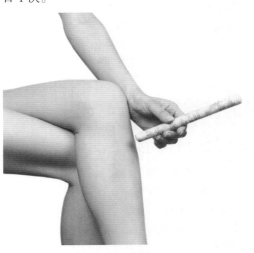

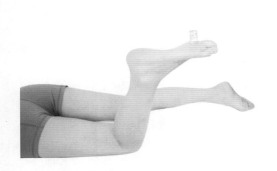

周大夫提醒

以上穴位都是日常生活中比较常用的，艾灸这些穴位也比较安全，是保健养生的重要穴位。在家中就可以常灸这些穴位，以达到养生保健的目的，坚持的时间长了对身体的好处不言而喻。

02 强胃健脾

灸中脘穴、天枢穴、脾俞穴、胃俞穴、足三里穴、阴陵泉穴

人无论是学习、工作、娱乐等都需要大量的能量，而这些能量都是要通过饮食而来，这就需要脾胃共同工作才能正常转化为气血。因此强胃健脾对于治疗各种疾病以及人体养生有重要的意义。

艾灸的穴位解析

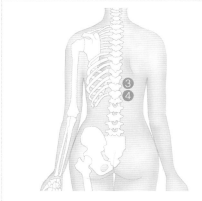
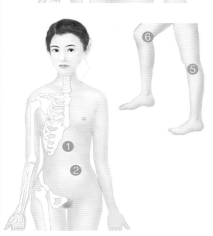

① 中脘穴

位置：位于人体上腹部，前正中线上，当脐中上4寸。
取法：腹部正中线上，胸骨下端和肚脐连接线中点即为此穴。
疗效：具有健脾益胃之功效。

② 天枢穴

位置：位于腹部，脐中旁开2寸。
取法：取仰卧位，在脐中（任脉之神阙穴）旁开2寸处取穴。
疗效：灸此穴可理气行滞，有效改善肠腑功能。

③ 脾俞穴

位置：第11胸椎棘突下，左右旁开1.5寸。
取法：在背部，第11胸椎棘突下，左右旁开两横指宽处。
疗效：灸此穴可健脾助运、益气生血。

④ 胃俞穴

位置：位于背部，当第12胸椎棘突下，左右旁开1.5寸。
取法：当第12胸椎棘突下，左右旁开两横指宽处。
疗效：灸此穴可增强胃功能，有助于消化食物。

⑤ 足三里穴

位置：位于小腿前外侧，当犊鼻穴下3寸,距胫骨前缘一横指处。
取法：在外膝眼下四横指，胫骨边缘处。
疗效：灸此穴可调理脾胃、补中益气。

⑥ 阴陵泉穴

位置：位于小腿内侧，当胫骨内侧髁后下方凹陷中。
取法：当胫骨内侧髁后下方凹陷处，与足三里穴相对。
疗效：灸此穴可健脾理气、通经活络。

施灸的操作方法

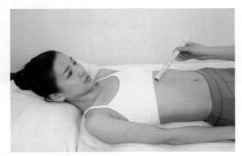

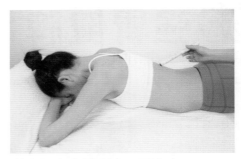

• **用艾条温和灸中脘穴、天枢穴**

患者取仰卧位，将艾条点燃，对准中脘穴、天枢穴，在距皮肤3厘米左右处进行施灸。以感到施灸处温热舒适为度。每日灸1次，每次每穴灸10～15分钟。

• **用艾条温和灸脾俞穴、胃俞穴**

患者取俯卧位，将艾条点燃，对准脾俞穴、胃俞穴，在距皮肤3厘米左右处进行施灸。以感到施灸处温热舒适为度，对于反应迟钝的患者，可将食指和中指放在穴位两边，感知患者施灸部位的温度，以免烫伤。每日灸1次，每次每穴灸10～15分钟。

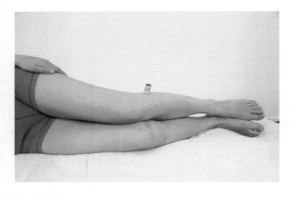

• **用艾炷瘢痕灸足三里穴、阴陵泉穴**

患者取合适体位，在穴位上涂抹一层凡士林，以便于粘连艾炷。将小型艾炷放在足三里穴、阴陵泉穴上，以皮肤无灼痛感为宜。当患者感觉有灼伤感时，用镊子将艾炷去掉，更换新的艾炷。每穴5~7壮，每天1~2次。

周大夫提醒

艾灸强健脾胃的穴位有很多，其中神阙穴也是一个不错的选择。对于身体虚寒、肠胃功能弱的人来说，艾灸神阙穴效果非常好。施灸时可用艾炷隔盐灸和艾条温和灸。

03 消除水肿

灸大椎穴、肺俞穴、三焦俞穴、三阴交穴、
阴陵泉穴、水分穴、肾俞穴、太溪穴

水肿是指血管外的组织间隙中有过多的体液积聚，是全身气化功能障碍的一种表现。依据症状表现不同而分为阳水、阴水两类，常见于肾炎、肺源性心脏病、肝硬化、营养障碍及内分泌失调等疾病。

艾灸的穴位解析

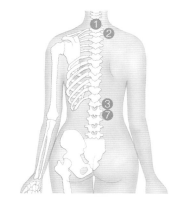

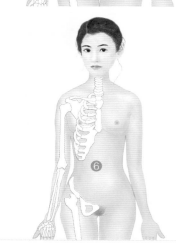

① 大椎穴

位置：第 7 颈椎棘突下凹陷中。

取法：正坐低头，颈部最高的点（第 7 颈椎）下方凹陷处。

疗效：灸此穴可益气壮阳，有效缓解外感水湿型水肿。

② 肺俞穴

位置：位于第 3 胸椎棘突下，左右旁开 1.5 寸。

取法：在背部，第 3 胸椎棘突下，左右旁开两横指宽处。

疗效：灸此穴可调补肺气，有效缓解风邪袭表引发的水肿。

③ 三焦俞穴

位置：位于腰部，当第 1 腰椎棘突下，左右旁开 1.5 寸。

取法：在腰部，第 1 腰椎棘突下，左右旁开两横指宽处。

疗效：灸此穴可外散三焦腑之热，有效缓解热性水肿。

④ 三阴交穴

位置：位于内踝尖直上 3 寸，胫骨内侧缘后方。

取法：沿小腿内侧，当足内踝尖上一夫（3 寸），胫骨内侧缘后方即是。

疗效：灸此穴可有效缓解偏脾虚性水肿。

⑤ 阴陵泉穴

位置：位于小腿内侧，当胫骨内侧髁后下方凹陷中。

取法：当胫骨内侧髁后下方凹陷处，与足三里穴相对。

疗效：灸此穴可利尿消肿，有效治疗水肿。

⑥ 水分穴

位置：位于上腹部，前正中线上，当脐中上 1 寸。

取法：在中腹部，肚脐上一横指宽处。

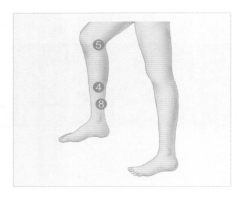

疗效：灸此穴可有效治疗气滞水肿。

⑦ 肾俞穴

位置：第2腰椎棘突下，左右旁开1.5寸。

取法：位于腰部，当第2腰椎棘突下，左右旁开两横指宽处。

疗效：灸此穴可外散肾脏之热，有效缓解水肿。

⑧ 太溪穴

位置：位于足内侧，内踝后方，当内踝尖与跟腱之间的凹陷处。

取法：正坐或仰卧，内踝后缘与跟腱前缘的中间，与内踝尖平齐。

疗效：灸此穴可有效缓解偏肾虚型水肿。

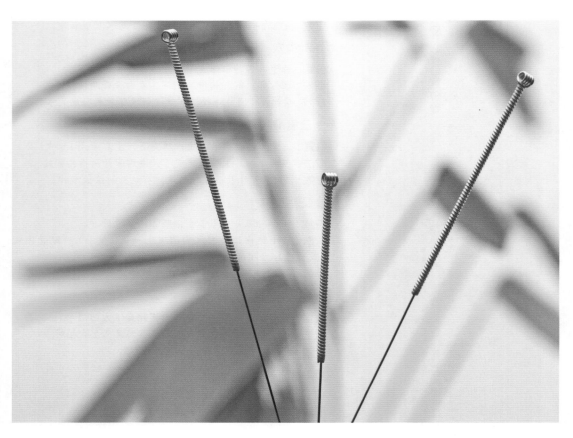

施灸的操作方法

● 用艾炷隔姜灸大椎穴、肺俞穴、三焦俞穴、肾俞穴

患者取俯卧位，取鲜生姜切成厚约 0.3 厘米的薄片，并用细针扎数孔，放在大椎穴、肺俞穴、三焦俞穴、肾俞穴上，然后将艾炷放在姜片上，再点燃艾炷顶端进行施灸。灸至皮肤潮红，以不起泡为度，感觉穴位有灼痛感时更换艾炷，每穴灸 7 壮，每日灸 1 次。

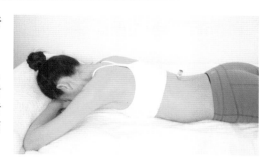

● 用艾炷无瘢痕灸水分穴、三阴交穴、阴陵泉穴

患者取合适体位，在水分穴、三阴交穴、阴陵泉穴上涂适量凡士林，以加强艾炷与皮肤的粘连性，防止艾炷脱落。然后再将绿豆粒般大小的艾炷置于皮肤之上，点燃进行施灸，以皮肤潮红温热无灼痛感为度。要及时清理燃尽的艾灰，并更换新的艾炷，以防止烫伤皮肤。每次每穴灸 7 壮。

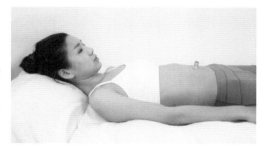

● 用艾炷无瘢痕灸太溪穴

患者可采用合适体位，在穴位涂上适量凡士林，以加强艾炷与皮肤的粘连性，防止艾炷脱落。然后再将艾炷置于穴位皮肤之上，点燃进行施灸，以皮肤潮红温热无灼痛感为度。要及时清理燃尽的艾灰，并更换新的艾炷，以防止烫伤皮肤。每次 7 壮。

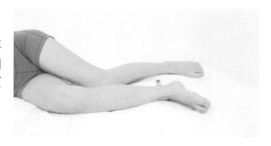

周大夫提醒

在用艾条艾灸治疗水肿之后，必须采取综合治疗措施进行巩固。假如是继发性水肿，那么艾灸疗法比较适合作辅助治疗，假如疗效较好或者病情稳定，可以单独用艾灸来治疗。

04 去皱纹

灸百会穴、阿是穴、印堂穴、下
关穴、阳白穴、膈俞穴、神阙穴

皱纹是指皮肤受到外界环境影响，形成游离自由基，自由基破坏正常细胞膜组织内的胶原蛋白、活性物质而形成的小细纹、皱纹。皱纹可分为体位性皱纹、动力性皱纹、重力性皱纹。

艾灸的穴位解析

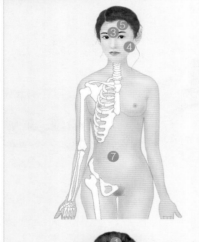

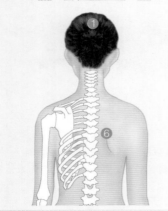

① 百会穴

位置：在头部，当前发际正中直上 5 寸，前顶穴后 1.5 寸。
取法：取穴时，在头顶正中线与两耳尖连线的交点处。
疗效：灸此穴可益气升阳，有效缓解血虚所致皱纹。

② 阿是穴

位置：位于病变附近，随病而定；或者是在与其距离较远的部位，没有固定的位置和名称。
取法：以痛为腧，有痛处的地方就是此穴。
疗效：灸此穴可疏通局部经络气血，除皱纹。

③ 印堂穴

位置：位于前额部，当两眉头间连线与前正中线之交点处。
取法：在面部，两眉头连线中点即为此穴。
疗效：灸此穴可调和阴阳，畅达气机，有效缓解血虚所致皱纹。

④ 下关穴

位置：在颧弓与下颌切迹所形成的凹陷中，张口时隆起处。
取法：正坐或侧伏，在颧弓下缘凹陷处，下颌骨髁状突稍前方，闭口取穴。
疗效：灸此穴可疏风通络，有效缓解血瘀所导致的皱纹。

⑤ 阳白穴

位置：在前额部，当瞳孔直上，眉上 1 寸处。
取法：在瞳孔正上方，眉上一横指处。
疗效：灸此穴可祛风活血通络，有效缓解血瘀所致皱纹。

6 膈俞穴

位置：位于背部，第 7 胸椎棘突下，旁开 1.5 寸。
取法：在背部，当第 7 胸椎棘突下，左右旁开两横指宽处。
疗效：灸此穴可养血活血化瘀，有效缓解血瘀导致的皱纹。

7 神阙穴

位置：位于脐窝正中。
取法：肚脐正中即是本穴。
疗效：灸此穴补益脾胃，培元固本。

施灸的操作方法

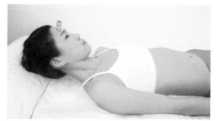

• **用艾炷隔姜灸阳白穴、印堂穴、下关穴**

　　患者取合适体位，取鲜生姜切成厚约 0.3 厘米的薄片，并用细针扎数孔，放在阳白穴、印堂穴、下关穴上，然后将艾炷放在姜片上，再点燃艾炷顶端，使局部有温热舒适感为宜，感觉穴位有灼痛感时更换艾炷，每穴灸 3 ~ 5 壮，隔日晚上睡前施灸。

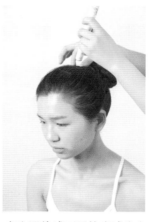

• **用艾条温和灸百会穴、膈俞穴、阿是穴**

　　患者可采用合适姿势，将艾条的一端点燃，在距离百会穴、膈俞穴、阿是穴 3~5 厘米的高度进行悬灸。注意集中注意力，防止艾灰脱落烫伤皮肤。以患者皮肤产生温热感而无灼痛感为宜。每次每穴灸 10 分钟，每天或隔日 1 次。

• **用艾炷隔盐神阙穴**

　　患者取仰卧位，将适量盐填平肚脐，将花生大小的艾炷放在盐上，用线香将艾炷点燃。感觉皮肤有发烫感时将艾炷去除，以肚腹内温热舒适为度。灸 3 ~ 5 壮，灸至局部温暖舒适、皮肤红润为度，30 次为 1 个疗程，注意防止烫伤皮肤。

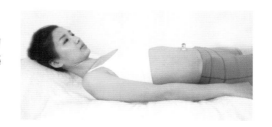

周大夫提醒

　　艾灸能使面部气血通畅，并能调整内分泌功能，从而有利于消除皱纹。不过艾灸疗法属全身调整性疗法，治疗周期长，所以应坚持长期治疗才能收效。同时，要注意皮肤保养，尽量避免长时间日晒，注意调整睡眠体位。

05 治雀斑

灸大椎穴、印堂穴、曲池穴、下关穴、颊车穴、三阴交穴

雀斑是指发于颜面等处的黑褐色斑点。其针尖至米粒大小，常出现于前额、鼻梁和脸颊等处，偶尔也会出现于颈部、肩部、手背等处。多因火郁孙络血分或肺经风热所致。

艾灸的穴位解析

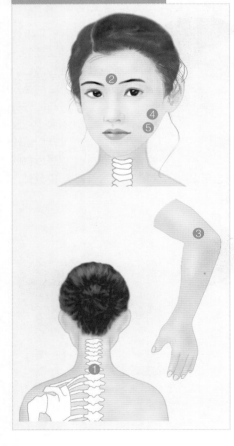

❶ 大椎穴

位置：第7颈椎棘突下凹陷中。

取法：正坐低头，颈部最高的点（第7颈椎）下方凹陷处。

疗效：灸此穴可益气，有效缓解血瘀导致的雀斑。

❷ 印堂穴

位置：位于前额部，当两眉头间连线与前正中线之交点处。

取法：在面部，两眉头连线中点即为此穴。

疗效：灸此穴可通经活络，有效缓解雀斑。

❸ 曲池穴

位置：位于肘横纹外侧端，屈肘，在尺泽穴与肱骨外上髁连线中点处。

取法：屈肘，肘横纹尽处，即肱骨外上髁内缘凹陷处。

疗效：灸此穴可治疗风邪外搏导致的雀斑。

❹ 下关穴

位置：在颧弓与下颌切迹所形成的凹陷中，张口时隆起处。

取法：正坐或侧伏，在颧弓下缘凹陷处，下颌骨髁状突稍前方，闭口取穴。

疗效：灸此穴可有效缓解风邪外搏导致的雀斑。

❺ 颊车穴

位置：位于下颌角前上方约一横指，按之凹陷处，当咀嚼时咬肌隆起最高点处。

取法：正坐或侧伏，开口取穴，在下颌角前上方1横指凹陷中。

疗效：灸此穴可有效缓解浅而小的雀斑。

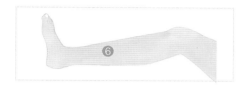

6 三阴交穴

位置：位于内踝尖直上 3 寸，胫骨内侧缘后方。

取法：正坐或仰卧，沿小腿内侧，当足内踝尖上一夫（3寸），
胫骨内侧缘后方即是。

疗效：灸此穴有效缓解肾水不足引发的雀斑。

施灸的操作方法

● 用艾条温和灸大椎穴、曲池穴

患者取俯卧位，将艾条点燃，对准合大椎穴、
曲池穴，在距皮肤 3 厘米左右处进行施灸。以感到
施灸处温热舒适为度。每日灸 1 次，每次每穴灸
10～20 分钟，每日或隔日 1 次。

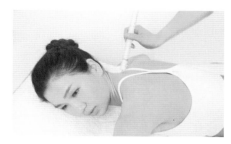

● 用艾炷隔姜灸印堂穴、颊车穴、下关穴

患者取舒适体位，取鲜生姜切成厚约 0.3 厘
米的薄片，并用细针扎数孔，放在印堂穴、颊车穴、
下关穴上，然后将艾炷放在姜片上，再点燃艾炷
顶端，使局部有温热舒适感为宜，感觉穴位有灼
痛感时更换艾炷，每穴灸 3～4 壮，每日或隔日
灸 1 次，以皮肤潮红湿润为度。

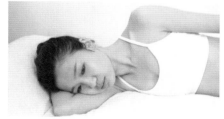

● 用艾条温和灸三阴交穴

患者取仰卧位，将艾条点燃，对准三阴交穴，
在距皮肤 3 厘米左右处进行施灸。以感到施灸处
温热舒适为度。每日灸 1 次，每次灸 10～20 分钟，
每日或隔日 1 次。

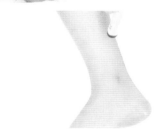

周大夫提醒

在治疗雀斑时，平时一定要注意保养皮肤，避免长时间日晒，纠正不良的生活习惯。
多吃蔬菜和水果，忌烟酒和刺激性强的食物。只有做到全面防范，再加以艾灸治疗，才会
取得较为显著的疗效。

06 减肥瘦身

灸天枢穴、曲池穴、脾俞穴、中脘穴、关元穴、足三里穴、三阴交穴、三焦俞穴、命门穴、阴陵泉穴

> 肥胖是体内脂肪，尤其是甘油三酯积聚过多而导致的一种状态。它不仅仅是单纯的体重增加，而是体内脂肪组织积蓄过剩的状态。肥胖与脾肾阳虚、痰湿不化有关。

艾灸的穴位解析

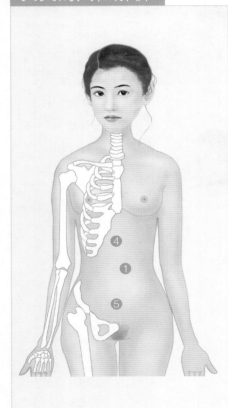

1 天枢穴

位置：位于腹部，脐中旁开2寸。

取法：仰卧位，在脐中（任脉之神阙穴）旁开2寸处取穴。

疗效：灸此穴可改善肠腑功能，有效缓解虚胖。

2 曲池穴

位置：位于肘横纹外侧端，屈肘，在尺泽穴与肱骨外上髁连线中点处。

取法：屈肘，肘横纹尽处，即肱骨外上髁内缘凹陷处。

疗效：灸此穴可转化脾土之热，有效缓解血气不足、脾脏阳气太盛引起的肥胖。

3 脾俞穴

位置：第11胸椎棘突下，左右旁开1.5寸。

取法：在背部，第11胸椎棘突下，左右旁开两横指宽处。

疗效：灸此穴可有效缓解脾虚湿盛引起的肥胖。

4 中脘穴

位置：位于人体上腹部，前正中线上，当脐中上4寸。

取法：腹部正中线上，胸骨下端和肚脐连线中点处即为此穴。

疗效：灸此穴可增强胃的消化和吸收能力，有效减肥。

5 关元穴

位置：位于体前正中线，脐下3寸。

取法：在腹中线上，脐下四横指宽处。

疗效：灸此穴可补益下焦，培元固本，有效缓解形体肥胖。

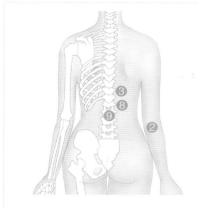

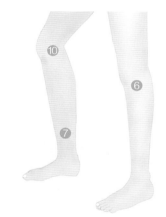

6 足三里穴

位置：位于小腿前外侧，当犊鼻穴下 3 寸，距胫骨前缘一横指处。

取法：在外膝眼下四横指，胫骨边缘处。

疗效：灸此穴可燥化脾湿，有效缓解脾脏阳气太盛引起的病态肥胖。

7 三阴交穴

位置：位于内踝尖直上 3 寸，胫骨内侧缘后方。

取法：正坐或仰卧，沿小腿内侧，当足内踝尖上一夫（3 寸），
胫骨内侧缘后方即是。

疗效：灸此穴可调肝补肾，有效缓解虚胖。

8 三焦俞穴

位置：位于腰部，当第 1 腰椎棘突下，左右旁开 1.5 寸。

取法：在腰部，第 1 腰椎棘突下，左右旁开两横指宽处即
为此穴。

疗效：灸此穴可外散三焦之热，有效缓解精神压力型肥胖。

9 命门穴

位置：第 2 腰椎棘突下凹陷处。

取法：在后背正中线上，沿腰部寻找到第 2 腰椎棘突下凹
陷处。

疗效：灸此穴可有效缓解胃强脾弱型肥胖。

10 阴陵泉穴

位置：位于人体的小腿内侧，膝下胫骨内侧凹陷中。

取法：当胫骨内侧髁后下方凹陷处，与足三里穴相对。

疗效：灸此穴可健脾渗湿，有效缓解脾虚湿盛型肥胖。

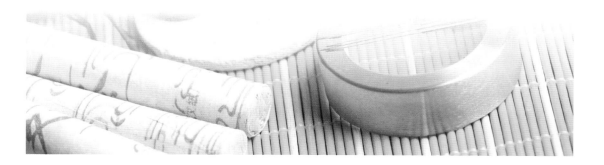

施灸的操作方法

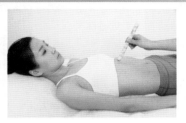

● **用艾条温和灸天枢穴、中脘穴、关元穴**

患者可采用仰卧的姿势，将艾条的一端点燃，在距离天枢穴、中脘穴、关元穴3~5厘米的高度进行悬灸。注意集中注意力，防止艾灰脱落烫伤皮肤。以患者皮肤产生温热感而无灼痛感为宜。每次每穴灸25~30分钟，隔日灸1次，1个月一疗程，疗程间间隔3~5天。

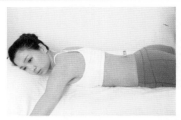

● **用艾炷隔姜灸脾俞穴、三焦俞穴、命门穴**

患者取俯卧位，取鲜生姜切成厚约0.3厘米的薄片，并用细针扎数孔，放在脾俞穴、三焦俞穴、命门穴上，然后将艾炷放在姜片上，再点燃艾炷顶端，使局部有温热舒适感为宜，感觉穴位有灼痛感时更换艾炷，每穴灸5~7壮，每日或隔日灸1次，1个月一疗程，疗程间间隔3~5天。

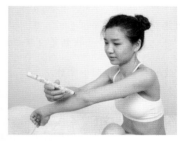

● **用艾条温和灸曲池穴**

患者取正坐、侧腕姿势，将艾条点燃放在穴位上方3厘米左右处进行施灸，以患者有温热感而无烧灼感为度。每次25~30分钟，隔日灸1次，1个月一疗程，疗程间间隔3~5天。

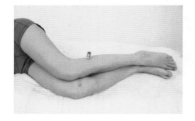

● **用艾炷隔蒜灸足三里穴、三阴交穴、阴陵泉穴**

患者可采用侧卧姿势。将大蒜切成0.3厘米厚的片状，并用细针在上边刺数十个小孔，放在穴位上。然后将花生粒般大小的艾炷放在蒜片上，点燃艾炷进行施灸。感觉有灼痛感时，更换艾炷，每灸5~6壮便可更换蒜片，每日1次。

周大夫提醒

艾灸减肥应该着重灸肥胖部位，结合运动，多喝水，疗效较为显著。在艾灸之前，可以先测量一下尺寸，灸一段时间后在相同部位进行测量，可以检查艾灸减肥的疗效。